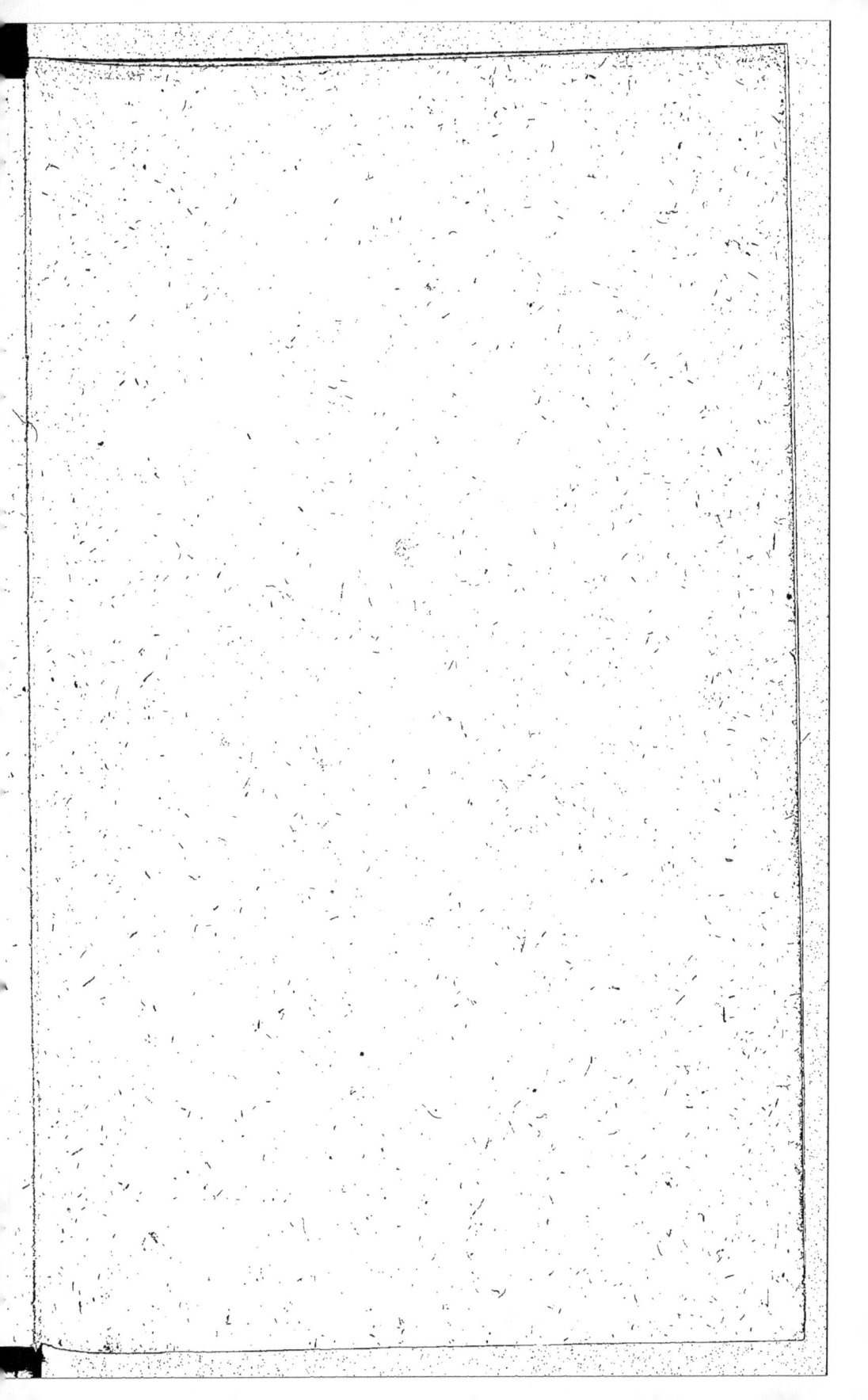

T⁹α 261

MÉMOIRES EXPLICATIFS

DES

TABLEAUX SYNOPTIQUES

D'ANATOMIE PHYSIOLOGIQUE,

DRÉSSÉS D'APRÈS UNE NOUVELLE NOMENCLATURE.

Avis.

Pour faciliter aux lecteurs l'intelligence du tableau synoptique des polyhistes, nous devons les prévenir qu'il faut lire d'abord une première fois tout le tableau. On procède de suite à la lecture du mémoire en ayant toujours le tableau sous les yeux et on en relit les diverses parties au fur et à mesure qu'elles sont expliquées et développées successivement ou alternativement.

Explication des signes abréviatifs employés dans le tableau synoptique des polyhistes.

Voyez la bande horisontale des corps en relation normale venant de l'intérieur.

T. C. . .	signifie . .	transpiration cutanée.
T. P. . .	id. . .	transpiration pulmonaire.
H. S. . .	id. . .	humeur sébacée.
H. M. . .	id. . .	humeur muqueuse.
H. S. M. .	id. . .	'humeur sébacée et humeur muqueuse.
Fl. Gl. .	id. . .	fluides glandulaires.

Toulon. — Imprimerie de Duplessis Ollivault.

MÉMOIRES EXPLICATIFS

DES

TABLEAUX SYNOPTIQUES

D'ANATOMIE PHYSIOLOGIQUE,

DRESSÉS

D'APRÈS UNE NOUVELLE NOMENCLATURE ;

TOME II.

COMPRENANT LA THÉORIE GÉNÉRALE DES PARTIES POLYHISTES ,
L'ANATOMIE PHYSIOLOGIQUE DE L'APPAREIL ANGÉIAIRE ET CELLE
DE L'APPAREIL NERVAIRE.

PAR LAURENT,

DOCTEUR EN MÉDECINE DE LA FACULTÉ DE PARIS, MEMBRE DES SOCIÉTÉS ACADÉMIQUE
ET ROYALE DE MÉDECINE DE MARSEILLE , ET PROFESSEUR D'ANATOMIE ET DE
PHYSIOLOGIE A L'ÉCOLE DE MÉDECINE DU PORT DE TOULON.

Ars longa , vita brevis.
HIPP. APH. I.
Multa paucis.

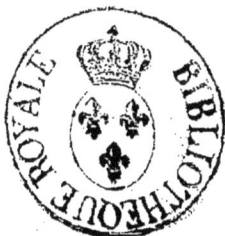

PARIS,

CHEZ AUCHER-ELOY ET V. DE BOISJOLIN , LIBRAIRES ,
Rue de l'École de Médecine, n.° 3,

ET A TOULON,

CHEZ L. LAURENT, LIBRAIRE-ÉDITEUR.

1828.

A M^r

H. M. Ducrotay

de Blainville,

Membre de l'institut; professeur d'anatomie, de physiologie comparées et de zoologie a la faculté des sciences de paris, a l'athénée de la même ville; médecin en chef de la 6me légion de la garde nationale, membre du cercle médical, des sociétés philomatique de paris, d'histoire naturelle wernérienne d'édimbourg, de dublin, vétérinaire de copenhague, philosophique de philadelphie, des sciences physiques et médicales du rhin-inférieur, d'histoire naturelle et de médecine de dresde; des académies impériale des curieux de la nature, impériale d'histoire naturelle de moscow et des sciences naturelles de philadelphie.

Pour les progrès que lui doivent les
Sciences naturelles et la méthode d'ensei=

gnement philosophique de l'Anatomie
et de la Physiologie comparées.

Témoignage d'estime, de reconnaissance et de
considération respectueuse.

L. Laurent.

MÉMOIRE EXPLICATIF

DE LA

THÉORIE GÉNÉRALE

DES PARTIES POLYHISTES.

> Au milieu de ces innovations, l'anatomie seule
> n'a fait presque aucun changement dans son
> langage. Comment avec une nomenclature qui
> n'est presque point enrichie, depuis Galien,
> pourrait-elle suffire à la description de tant d'or-
> ganes nouveaux? Nous touchons donc au moment
> où notre science doit subir la révolution générale,
> et c'est une étude très-philosophique que celle
> des règles d'après lesquelles doivent être établies
> sa nomenclature et sa méthode. *Vicq. d'Azir.*
> tom. 4, pag. 209.

FIDÈLE à l'ordre que nous avons adopté pour
l'étude de l'organisme animal dans notre premier
tableau synoptique, nous avons exposé successive-
vement les caractères anatomiques et physiologiques, 1.º des *hèmes* ou fluides vasculaires,
2.º des *exhèmes*, c'est-à-dire, des produits fluides
ou solides qui en émanent, et 3.º des parties

I

monohistes ou tissus simples ; nous devons nous occuper maintenant des parties dites *polyhistes* , c'est-à-dire, résultant de la combinaison des tissus simples entr'eux. Nous n'aurons que peu de réflexions à faire sur les divers modes de combinaison des *monohistes*, et renvoyant à un temps plus opportun l'étude des considérations histologiques, nous nous hâterons de considérer les *polyhistes* sous le point de vue anatomico-physiologique ; nous reconnaissons ainsi le besoin de leur imposer le nom d'organes ou instrumens de la vie et de les voir sans cesse en relation soit avec le monde extérieur qui fournit les matériaux rénovateurs des *hèmes*, soit avec le sang qui renouvelle tous les solides vivans et le *neuron* ou fluide incitateur, soit enfin avec de nombreux *exhèmes.*

Nous avons vu que les *hèmes* sont la source de toutes les parties de l'organisme animal. Parmi les nombreux *exhèmes*, dont les usages sont très-variés, nous avons dû signaler ceux qui sont éminemment nutritifs, savoir : 1.º ceux immédiatement destinés à la reproduction du nouvel individu, (substances dites *zoogénes* ou *zoons*) ; 2.º ceux qui sont susceptibles de servir à la rénovation du sang, (substances *hémogènes*) ; 3.º ceux enfin qui sont de véritables substances génératrices des tissus simples vivans ou parties *monohistes* (*histogènes*). Nous avons ensuite considéré ces tissus simples ou parties similaires

des anciens comme les principaux élémens organiques des parties dites dissimilaires, auxquelles
nous avons donné le nom de *polyhistes* ou tissus
complexes. Les *polyhistes* sont donc des solides
vivans qui résultent des divers modes et degrés
de combinaison des parties *monohistes* entr'elles.
Mais dans quelques *polyhistes*, il se joint encore
aux tissus simples certains *exhèmes*, qu'on re-
garde alors avec raison comme parties intégrantes
de l'organe.

Les *polyhistes* forment le deuxième ordre des
parties *histes*.

Déjà nous avons fait connaître que le besoin
de classer ces parties, qui sont très-nombreuses,
nous avait fait rechercher parmi leurs caractères
anatomiques et physiologiques, ceux qui se prê-
taient le plus à établir des divisions naturelles
propres à en favoriser l'étude. Nous reconnûmes
que la situation était le caractère anatomique le
plus important, le moins variable; et nous n'hé-
sitâmes point à le prendre pour base fondamen-
tale de la classification des *polyhistes*. Nous avons
fait observer que la texture qui nous avait servi
à établir la première division des parties de l'organisme animal ne nous fournissait plus de bons
caractères pour arriver à des subdivisions naturelles dans l'étude progressive des *polyhistes*;
et nous avons dit que le nom d'organe leur avait
été imposé avec raison, pour exprimer qu'ils

sont les instrumens de la vie dans les animaux élevés.

Envisagés sous le rapport de leur action , on voit en effet les *polyhistes* former des séries naturelles qui ont reçu le nom d'appareils. Ces appareils existent en nombre et en combinaison variés dans les divers organismes ani-maux , et forment des groupes naturels qui dans les animaux les plus élevés dans la série animale peuvent être distribués en deux grands ensembles.

Notre principal objet est de déterminer ici le nombre des appareils dans l'homme adulte. Nous avons aussi en vue d'indiquer les principales données de la zootomie comparative que nous croyons propres à jeter quelque jour sur l'étude de l'homme physique. Ces données nous semblent en effet acquérir de jour en jour une plus grande importance : sans ces données nous ne devons point espérer d'atteindre à la découverte des lois générales de l'économie animale ; et désormais le médecin appelé à exercer son art avec distinction , se verra forcé d'avoir de bonnes notions d'ana-tomie , de physiologie et de pathologie compara-tives. Nous ne devons donner dans ce mémoire que les développemens et les explications relatifs à la théorie générale des parties *polyhistes* con-sidérées sous le rapport de leur action , c'est-à-dire, comme organes.

Mais avant d'aborder l'étude de cette théorie des séries naturelles de *polyhistes* qui forment les appareils, nous devons indiquer la manière dont les tissus simples se combinent entr'eux pour donner naissance aux divers *polyhistes*. Ces modes de combinaison peuvent être réduits à trois, qui sont; 1.º *l'union bout-à-bout*; 2.º la *superposition*; 3º. la *feutration* ou pénétration, ou enlacement réciproque.

Le premier mode de combinaison (*union bout-à-bout*) s'observe dans les muscles ou *sarcs* du squelette, terminés par des tendons. Là évidemment des portions de tissu ligamenteux ou *hyposclèreux* sont jointes bout-à-bout avec des corps charnus ou corps *sarceux*.

Le second mode (*superposition*) est très-fréquent dans l'organisme; on l'observe dans les vaisseaux, dans les tégumens et dans les os qui sont manifestement composés de tuniques ou couches superposées.

Le troisième mode (*feutration*) existe dans les organes parenchymateux, qui sont de deux sortes; les premiers sont ceux où l'on voit des *angs* et des nerfs s'unir dans des proportions variables pour former des ganglions qui sont dits vasculaires, (*rate, corps thyroïde, thymus, corps surrénaux*) ou nerveux, selon l'élément dominateur dans le parenchyme. Les organes parenchymateux de la seconde espèce résultent de la combinaison des vaisseaux, des nerfs et de canaux, qui sont de véritables prolon-

gemens de la peau interne; c'est ainsi que les canaux
aériens, terminés par des vésicules ou cellules,
forment avec des vaisseaux et des nerfs unis par le
tissu muqueux ou cellulaire, le parenchyme, dit
pulmonaire; c'est ainsi que les canaux excréteurs
continus avec les cryptes, forment avec des vaisseaux et des nerfs unis par le tissu fondamental, le
parenchyme des diverses glandes ou organes
secréteurs.

Les *polyhistes* qui résultent du premier et du
deuxième mode de combinaison, sont des *polyhistes* simples, de véritables tissus peu complexes
résultans de l'union simple des *monohistes* entre
eux. Ils forment un premier genre de *polyhistes*,
qu'on peut regarder comme généraux et répandus dans les divers appareils organiques, tandis
que les *polyhistes* qui sont le résultat du troisième
mode de combinaison, sont réellement spéciaux,
moins répandus dans l'organisme que les précédens et offrent une organisation plus complexe.
Ce deuxième genre de *polyhistes* comprend tous les
tissus surcomplexes, c'est-à-dire formés *d'angs*,
de nerfs, et de prolongemens de la peau que nous
avons déjà dits être des *polyhistes* simples ou généraux.

Ces vues générales sur la manière dont les
monohistes se combinent pour donner naissance
aux *polyhistes*, nous serviront bientôt pour
prouver que les tissus vivans que nous avons
désignés sous ce nom, sont les parties constituantes des appareils organiques, et nous verrons

que, considérés sous le rapport de leur action, les *polyhistes* forment des séries naturelles d'organes et que leur étude peut, dans l'état actuel de la science, être faite d'après une théorie générale dont l'exposition doit suivre immédiatement la classification des appareils.

Nous suivrons dans ce mémoire l'ordre suivant: 1.º nous reviendrons sur la classification des appareils que nous verrons être au nombre de vingt-deux, dont douze plus ou moins étendus dans l'organisme sont de premier rang, tandis que les dix autres plus ou moins volumineux sont subordonnés aux premiers. 2.º Dans l'exposé de la disposition générale des appareils, nous suivrons une marche didactique exprimée par une formule générale. 3.º Dans un examen comparatif des parties constituantes des appareils, nous constaterons que toutes ces parties sont de véritables *polyhistes* résultans des trois modes de combinaison des *monohistes* que nous venons d'établir.

En procédant ainsi dans l'étude des parties *polyhistes*, nous arriverons à des résultats généraux, comparatifs et tirés, les uns de leur structure, les autres de leurs fonctions propres et réciproques.

D'autres résultats plus généraux sous le nom de Corollaires feront connaître succinctement, 1.º les bases de la classification des appareils, 2.º celles de leur spécification, 3.º celles de leur division en portions principales, et démontreront l'indispensable nécessité de fixer par une nomenclature nouvelle, et la classification des appareils, et la théorie des parties *polyhistes* qui doit nous aider à découvrir la théorie de l'organisme animal considéré dans toute sa généralité.

Quoique nous ayons déjà fait connaître la valeur d'une grande partie des noms employés dans le tableau des appareils, nous y reviendrons encore afin de familiariser de plus en plus le lecteur avec un langage aussi commode qu'expressif et très-propre à fixer des vérités généralement adoptées, langage sans lequel il faudrait recourir à des périphrases, à des circonlocutions que nous espérons éviter, sans nous exposer à n'être point compris.

Puisque l'animal, dont l'organisation n'est plus douteuse, a été envisagé comme un manchon, dont l'enveloppe extéro-interne correspond à l'appareil tégumentaire; puisque dans l'intervalle des deux portions du manchon (l'externe et l'interne), existent les portions axiales et centrales de l'appareil vasculaire et du nerveux, dont les rayons pénètrent les couches de l'enveloppe extéro-interne, nous pouvons adopter sans peine la division de l'organisme animal en *périère* et en *endère*. Le *périère* (de περὶ autour) est la portion enveloppante du manchon, parce qu'il entoure en effet dans les deux sens, la partie enveloppée ou *endère* (de ἔνδον, *intus*, en dedans.) Celui-ci mérite ce nom , parce que ses portions centrales ou axiales sont situées profondément et en dedans des deux portions de l'enveloppe générale ou *périère*.

Sous le nom d'*endère* nous comprenons l'ensemble des deux appareils, le vasculaire et le nerveux, qui sont à la fois profonds et généraux, puisque leurs portions centrales ou axiales sont situées profondément , et leurs rayons répandus dans tout l'organisme.

Le *périère* se divise naturellement en *périère externe* et en *périère interne*.

Le nom consacré pour indiquer ce dernier , nous l'avons tiré du mot *entérite*, dérivé de ἔντερον, intestin, dont nous avons étendu la signification. C'est ainsi que nous avons obtenu le mot *entère,* signifiant peau interne ou *périère interne* ; et nous avons dû lui opposer le nom *d'ectère* pour exprimer la peau externe ou le *périère externe*.

L'*endère* n'admet point de grande subdivision qui corresponde à celle du *périère* en *ectère* et en entère.

Nous devons prévenir ici que le mot *endère* est tantôt employé pour énoncer collectivement l'appareil vasculaire et le nerveux, et correspond alors au mot *périère* ; tantôt aussi il signifie l'un des appareils situés en dedans du manchon, et alors il correspond aux mots *ectère* et *entère*. Ainsi nous pouvons reconnaître déjà que tous les appareils organiques ne seront plus pour nous que des *endères* , des *ectères* et des *entères*.

L'un des deux *endères*, l'appareil vasculaire, ayant sa partie centrale située en avant de la colonne vertébrale, et par conséquent aussi en avant de l'axe de l'autre *endère* (l'appareil nerveux) nous pouvons lui imposer avec raison le nom *d'endère antérieur*, d'endère situé en avant ou *proendère* (de πρὸ devant, ἔνδερον endère, sous-entendant le mot ἱςαμενον qui signifie *situé*.)

Le deuxième *endère* reçoit par opposition la dénomination *d'endère postérieur*, d'*endère* situé en arrière du corps des vertèbres et par conséquent en arrière de l'axe de l'autre *endère*: il mérite donc le nom de *métendère* (de μετά *en arrière*, ἔνδερον endère et sous-entendant ἱςαμενον). Ce nom désigne bien la situation naturelle de l'axe de l'appareil nerveux.

L'*ectère* est divisible naturellement en deux couches bien distinctes par leur structure et leur action. L'une étant la plus profonde et située par conséquent au-dessous de l'autre, nous lui avons donné le nom d'*Hypectère* dérivé de ὑπό *sous*, ἔκτερον *ectère*, sous-entendant ἱςαμενον. La couche placée au-dessus de celle-ci, reçoit d'après la même manière de voir, le nom d'*épectère*, c'est-à-dire *ectère* placé au-dessus (de ἐπί *sur*, ἔκτερον *ectère*, sous-entendant ἱςαμενον). Ces noms nous ont paru convenir aux deux couches de l'*ectère* ou peau externe, et se trouvent en harmonie de signification avec les mots *proendère* et *métendère*, établis de même d'après la situation relative des axes *angéiaire* et *nervaire*.

L'*entère* n'est point divisible en couches épaisses comme l'*ectère*. C'est pourquoi nous n'adoptons plus les dénominations de *hypentère* et *d'épentère*, c'est-à-dire *d'entère* ou intestin situé en-dessous ou en-dessus : mais une division naturelle établie par Bichat, nous permet de reconnaître un *entère* ouvert ou situé en avant, recevant les corps extérieurs qui viennent du dehors par une double ouverture naturelle. Nous l'avons nommé *proentère* de πρό en avant, ἔντερον *intestin* , sous-entendant le mot ἱςάμενον. Le *proentère* est la muqueuse gastro-pulmonaire de Bichat. Nous reconnaissons aussi que la muqueuse génito-urinaire, c'est-à-dire l'*entère* situé en arrière, est bien désigné sous le nom de *métentère* (de μετά *en arrière*, ἔντερον *intestin*, sous-entendant toujours ἱςάμενον). Il est nécessaire de faire observer que ce nom ne s'applique qu'aux *entères* qui constituent les voies urinaires et les voies génitales, et ne doit point être donné à la partie postérieure de la muqueuse gastrique ou appareil digestif.

Les noms établis jusqu'ici indiquent bien la position respective des ensembles d'appareils et des groupes secondaires d'appareils qui les constituent. Mais la situation seule ne nous suffit plus pour spécifier les nombreux appareils or ganiques qui forment les groupes secondaires et les ensembles que nous venons de désigner sous des noms reconnus valables à cause de la fixité du caractère sur lequel ils sont établis. La pauvreté du langage physiologique et le peu d'uniformité dans les noms auxquels on a recours dans cette science pour exprimer les diverses actions de ces appareils, ne nous permettaient pas de spécifier les *endères*, les *ectères* et les *entères*, en ajoutant à ces noms des radicaux tirés du grec et signifiant leur action propre ou spéciale.

Ce fut alors que nous dûmes essayer d'ajouter aux mots *endère*, *ectère* et *entère*, les noms grecs de leur corps en relation normale.

Nous les formâmes dans l'ordre suivant : 1.° *entère* pour l'aliment, *bromentère*, voies alimentaires, intestin ou peau interne pour l'aliment ; 2.° *entère* pour l'air, *aérentère*, voies aériennes, intestin pour l'air ou peau interne en rapport avec l'air ; 3.° *entère* pour l'urine, *urentère*, voies urinaires, intestin pour l'urine ou peau interne en rapport avec l'urine ; 4.° *entère* pour la formation d'un animal, *zoonentère*, voies génitales subdivisibles en : 1.° *entère* pour le sperme, *spermentère*, voies spermatiques, intestin pour le sperme, peau interne en rapport avec le sperme ; 2.° *entère* pour l'œuf, *oonentère*, voies *ooniques*, intestin pour l'œuf, peau interne en rapport avec l'œuf ; 3.° *entère* pour

le lait, *galentère*, voies *lactiques*, intestin pour
le lait, peau interne en rapport avec le lait.
Bichat n'a point négligé cette autre portion de la
peau interne. Les quatre appareils qui forment
le *métentère* (appareil génito-urinaire), reçoivent leur fluide d'une glande ou organe secré-
teur, et cet organe doit être considéré comme
partie intégrante de l'appareil. Nous verrons
bientôt que le nom de *poïètes* (de ποιεώ je fais)
leur est très-applicable ; c'est pourquoi nous avons
désigné ces glandes sous les noms suivans : *uro-
poïètes* (reins), *spermapoïètes* (testicules), *oonpoïètes* (ovaires), *galapoïètes* (mamelles.) Ainsi se
trouvent spécifiés les quatre *entères* pour l'aliment,
l'air, l'urine et pour les divers produits qui servent
à la reproduction d'un mammifère.

En procédant d'après les mêmes principes dans
la spécification des divers appareils ou organes
de la peau externe, nous pensâmes que la couche superficielle qui est touchée immédiatement
par les corps qui agissent au dehors de l'animal
méritait le nom d'*ectère pour les corps qui agissent à l'extérieur*, c'est-à-dire *somectère* (de σῶμα
corps et de ἔκτερον ectère). Le *somectère* est
subdivisible naturellement en trois appareils,
qui sont ceux : 1.° de la taction , 2.° de la vision,
et 3.° de l'audition. En ajoutant au mot *ectère*
les radicaux grecs ἅπτειν, *tangere*, toucher ; φῶς *lux*,
lumière ; ἤχος, φωνή *sonus*, *vox*, son, bruit, voix,
nous formâmes les mots *aptectère*, *ectère* pour

le toucher, appareil de taction, peau externe en rapport avec les corps tactiles; *photectère*, *ectère* ou organe siégeant à la peau externe et y recevant l'impression de la lumière ou appareil de la vision ; *échonectère* ou *phonectère* , *ectère* ou organe siégeant à la peau externe et recevant l'impression du son ou appareil de l'audition.

Nous reconnûmes avec la même facilité que pour spécifier la couche profonde de la peau externe ou *l'hypectère* , il suffisait d'ajouter au mot *ectère* le nom grec μὲσον signifiant milieu dans lequel vit l'animal , ce qui nous donna un *ectère pour le milieu ambiant* un *mésectère.* Quoique le milieu ne touche point immédiatement le *mésectère* ou appareil locomoteur constitué par les muscles et les os qui forment la couche profonde de la peau externe , il n'est pas moins vrai de dire que cet appareil agit sur le milieu ambiant et se modifie dans les mammifères, les oiseaux, les poissons , etc. etc., pour favoriser la locomotion de ces animaux sur le sol, dans l'air ou au sein de l'eau. Ainsi le rapport de cet appareil avec le milieu ambiant ne peut être nié , et cette dénomination est rigoureusement aussi valable que toutes celles que nous venons d'énumérer , et si elle ressemble au mot ancien *mésentère* , on n'a qu'à rechercher la valeur donnée à chacun de ces mots pour reconnaître l'inexactitude de l'ancien nom, et le sens que nous voulons attacher au mot *mésec-*

tère qui se trouve en harmonie de signification avec tous ceux de la nomenclature des *polyhistes.*

Si l'appareil nerveux mérite le nom de *métendère* dans l'homme et celui *d'épendère* dans les animaux, à cause de sa situation verticale dans le premier, horisontale dans les seconds, il se trouve aussi bien spécifié par le mot *neurendère*, formé en ajoutant au mot *endère* le mot νεῦρον signifiant *robur*, *vis nervosa*, influx nerveux, c'est *l'endère pour l'influx ou le fluide nerveux.* De même l'appareil vasculaire, qu'à cause de sa situation, verticale dans l'homme, horisontale dans les animaux, nous avons déjà nommé *proendère* dans le premier et *hypendère* dans les seconds, se prête à la même spécification que tous les autres. C'est en effet un *endère pour les hèmes* ou sangs, et par conséquent *l'hémendère*, mot formé de αἷμα sang, *hème* et de ἔνδερον *endère.*

Tous les ensembles de parties *polyhistes* élevées au rang d'appareil se trouvent bien désignés par des noms tirés de leur situation générale et de la nature de leur corps en relation. Pour complèter ce travail, il nous reste maintenant à faire connaître la place que nous avons cru devoir assigner ; 1.º au sens du goût et à celui de l'odorat ; 2.º aux parties extérieures des voies génitales du mâle et de la femelle ; 3.º à quelques glandes et à leur appareil excréteur ; 4.º à deux dépendances des appareils de la vision et de l'audition qui sont la glande, les voies lacrimales et la trompe d'Eustache.

Il est évident que, considérés sous le rapport anatomique, les appareils de la gustation et de l'olfaction, ne sont autre chose que des dépendances : le premier, des voies alimentaires; le second, des voies aériennes; et appartiennent par conséquent essentiellement à la peau interne, tout en convenant cependant qu'autour de l'ouverture naturelle, la peau externe se modifie pour le but de ces deux fonctions et principalement pour favoriser l'entrée de leur corps en relation. Il est évident encore que considérées sous le point de vue anatomique, les parties externes des organes de la génération et de la lactation appartiennent autant à la peau externe qu'à l'interne. Mais comme les trois organes excitateurs (verge, clitoris, mamelon) et la peau externe qui les avoisine (scrotum, grandes lèvres, et peau mammaire) sont de véritables dépendances des voies génitales constituées par la peau interne, nous avons dû annexer à leur *entère* correspondant, ces organes qui appartiennent cependant à la peau externe et qui reçoivent les impressions des corps placés à l'extérieur de l'animal.

Ainsi d'après le principe adopté et dont l'application ne nous a présenté jusqu'à présent nulle difficulté, nulle exception, nous donnerons à l'appareil de la gustation le nom de *geusentère* (de γεῦσις, gustus, goût et de ἔντερον), sìgni-

fiant *entère* pour les saveurs ou pour le goût, ou
peau interne en rapport avec les corps sapides.
Le *geusentère* n'est pour nous qu'une dépendance du *bromentère* (voies alimentaires.) L'appareil de l'olfaction, première portion de l'*aérentère* (voies aériennes), recevra le nom d'*osmentère* (de ὀσμή odeur et de ἔντερον), qui
signifie *entère* pour les odeurs, peau interne
en rapport avec les odeurs. L'appareil du contact
génital du mâle (verge, scrotum), appartenant
à la peau externe, sera désigné sous le nom de
gynectère (de γυνή femelle et de ἔκτερον), c'est-à-
dire *ectère pour la femelle*. L'appareil copulateur
de la femelle, (clitoris, grandes lèvres) appartenant aussi en grande partie à la peau externe,
recevra le nom d'*andrectère* (de ἀνήρ, ἀνδρὸς
mâle et de ἔκτερον) c'est-à-dire *ectère pour le mâle.*
Nous donnerons enfin à l'appareil, qui, chez
la femelle, sert au contact du nourrisson, le
nom de *trophimectère* et en syncopant *trophectère* (de τρόφιμος nourrisson et de ἔκτερον) signifiant *ectère pour le nourrisson*. Le mamelon et
une peau externe mammaire, forment cet appareil. Ces trois *ectères* sont donc de véritables annexes des appareils de la génération
formés par la peau interne.

Nous venons de voir que des *ectères* sont de
véritables dépendances des *entères*, et nous devons
présumer que réciproquement certains *entères*
pourront être regardés comme des annexes de

2

quelques *ectères*. En effet, les voies lacrimales et la trompe d'Eustache sont des portions de la peau interne, et par conséquent des *entères* : l'un, pour les larmes (*dacryon*), d'où le nom de *dacryentère* ; l'autre pour l'air de la caisse du tympan, d'où le nom *d'otanémentère* (de ὄυς , ὠτὸς , oreille , ἄνεμος , vent , ἔντερον) ou *voies otanémales*, c'est-à-dire voies pour le vent de l'oreille. Mais les voies lacrimales (*dacryentère*) sont des dépendances de l'appareil de la vision ou *photectère* ; la trompe d'Eustache (*otanémentère*) est aussi un annexe de l'appareil de l'audition (*échonectère* ou *phonectère*) ; ces deux *entères* sont donc réellement des dépendances de deux appareils que nous avons dû ranger parmi ceux de l'*ectère.*

Il nous reste à parler de quelques *entères* ou régions de la peau interne qui s'élèvent par degrès au rang d'appareil et ne doivent cependant être regardés que comme des dépendances du *bromentère*. Ces *entères* sont : 1.° le *sialentère* ou *entère* pour le *sialéon* (salive) ; sous ce nom nous comprenons les glandes salivaires (*organes sialopoïètes*), et leur appareil excréteur (*conduits sialophores*) ; 2.° le *pancréentère* ou *entère* pour le *pancréon* (fluide pancréatique) ; sous cette appellation sont de même compris le pancréas (*organe pancrépoïète*) et son appareil excréteur (*conduits pancréphores*) ; 3.° le *choléentère* ou *entère* pour le *choléon*,

(bile); sous cette dénomination sont de même réunis la glande biliaire ou foie (*organe cholé-poiète*), et son appareil excréteur (*conduits choléphores*).

En résumant ce que nous venons de dire sur les divers appareils organiques, on reconnaît, 1.º que l'*endère* en comprend deux qui sont l'*hémendère* et le *neurendère*; 2.º que l'*ectère* est de même divisible en deux appareils, dont l'un est le *mésectère* et l'autre le *somectère*. Celui-ci est subdivisible en trois autres qui sont : l'*aptec-tère*, le *photectère* et l'*échonectère* ou *phonec-tère*; et 3.º que l'*entère* en comprend quatre principaux, savoir : l'*aérentère*, le *bromentère*, l'*urentère* et le *zoonentère*. Ce dernier qui est l'*entère pour les zoons* (appareil génital), est di-visible en *spermentère*, *oonentère* et en *galentère*. On voit donc que le nombre total des appareils de premier rang qui sont plus ou moins étendus dans l'organisme, est de douze.

Un coup-d'œil jeté sur le tableau synopti-que des *polyhistes* suffit pour constater, 1.º que l'*osmentère* ou appareil de l'olfaction est une ré-gion des voies aériennes, modifiée pour cette sensation; 2.º que le *geusentère* ou appareil de la gustation est de même une région des voies alimentaires, dont la structure a été modifiée pour une sensation spéciale; 3.º que le *sialen-tère* est une dépendance du *geusentère*; que le *dacryentère* est subordonné au *photectère*; que

l'otanémentère est un annexe de l'appareil de l'audition ou *échonectère*; 6.° que le *choléentère*
et le *pancréentère* appartiennent aussi comme
annexes à la portion sous-diaphragmatique du
mentère; et 7.° que trois régions de l'*ectère*,
savoir : le *gynectère*, *l'audrectère et le trophi-
mentère* ou *trophectère*, ayant été modifiés dans leur
structure pour le but du contact génital et celui
de l'allaitement, doivent se ranger naturellement
à la suite des trois appareils du *zoonentère*.

Ces divers appareils, étant de véritables annexes
ou dépendances des *douze appareils principaux*,
doivent être réunis sous le nom d'*appareils subordonnés*. Leur nombre est de *dix*. Ce nombre peut
être augmenté encore ou diminué. En effet, on
peut encore ranger parmi les appareils subordonnés, l'appareil de la phonation ou le *phonentère*, c'est-à-dire l'*entère* pour la production de
la voix ou l'organe vocal. Mais à la rigueur cet appareil de même que *l'osmentère*, le *geusentère* et
plusieurs autres que nous indiquerons en énumérant les organes qui forment le *bromentère*, ne
sont autre chose que des parties constituantes de
ces appareils de premier rang et ne peuvent plus
être considérés comme annexes ou appareils subordonnés.

Tous les appareils organiques, soit de premier
rang, soit annexes ou subordonnés, ont été désignés par des dénominations tirées de leurs caractères les plus importans; et ces caractères dont

nous avons eu soin de constater la valeur, avant
de les prendre pour base de la nomenclature des
appareils, sont : 1.º la situation, 2.º le corps en
relation normale.

L'uniformité des finales, l'identité des dési-
nences, offrant dans l'étude et dans l'enseignement des avantages qui sont reconnus par tous
les bons esprits, nous croyons devoir nous dis-
penser de les démontrer ici. Tout lecteur judi-
cieux sera convaincu de la vérité de cette assertion;
et l'expérience qu'on a déjà faite des nomencla-
tures en chimie, en minéralogie et en botanique
est un argument péremptoire en faveur de notre
nouvelle nomenclature anatomico-physiologique.

Mais il ne suffit point d'avoir imposé à chaque
appareil des dénominations méthodiques, il nous
faut encore spécifier les portions principales de
chacun de ces appareils et donner enfin aux divers organes qui les forment des appellations
tirées d'un caractère non encore employé dans
notre nomenclature et cependant reconnu très-
valable. Nous devons faire observer qu'en
créant ces nouvelles dénominations, nous avons
été conduits à établir la théorie des parties *polyhistes*, que nous proposons comme préférable,
dans l'état actuel de la science, à toutes les classi-
fications usitées jusqu'à ce jour ; nous devons
faire remarquer qu'en établissant cette théorie
nouvelle nous croyons avoir fondé une méthode qui nous paraît très-favorable à l'étude

et à l'enseignement de l'anthropotomie et peut-être à celui de la zootomie ; c'est pourquoi nous pensons qu'il est convenable d'exposer notre manière de procéder dans la création des noms donnés aux grandes divisions des appareils et aux organes qui les composent, en même-temps que nous ferons connaître la marche didactique tracée dans le tableau et fixée au moyen d'une formule qui en détermine la valeur.

Explications relatives à la marche didactique suivie dans le tableau synoptique des parties polyhistes et aux noms adoptés pour fixer leur théorie.

L'ordre suivi pour l'étude des parties *polyhistes* considérées ici comme organes et comme formant des séries naturelles qui ont reçu le nom d'appareils, est indiqué par la formule placée dans la première colonne, à gauche du tableau synoptique des *polyhistes*, qui a pour objet de simplifier leur étude anatomico-physiologique, et d'exprimer à la fois un plan commun pour l'étude générale des appareils et en même-temps les modifications de ce même plan au fur et à mesure que les appareils sont modifiés dans leur structure. Ces modifications des appareils organiques étant une complication ou une simplification plus grande de leur structure, les plans pour l'étude des appareils subiront le même

genre de modification et devront cependant
être tous ramenés au plan commun ou plan
général de l'étude anatomico-physiologique que
nous cherchons à établir.

Quoique ce plan soit indiqué dans plusieurs
traités élémentaires de physiologie pour un très-
grands nombre d'appareils, il n'a point encore
été appliqué à l'étude de tous les appareils en
général. Ce travail n'a donc point encore été
exécuté d'après un plan général. Nous avons reconnu ce vide de la science, nous essayerons de
le remplir. On jugera si nous avons atteint le
but que nous nous sommes proposé.

La formule tracée dans le tableau annonce que
notre point de départ est l'homme adulte et les
animaux supérieurs considérés dans l'état hygide,
et que notre but a été de décrire succintement ou
d'indiquer: 1.° les corps en relation normale avec
les appareils, 2.° la source des corps en relation
spécificatifs des appareils, 3.° la réduction des
diverses parties des appareils à trois portions
principales qui ont reçu d'après leur forme ou
leur usage des noms généraux ou communs.

Des corps en relation normale avec les appareils
organiques.

Ces corps se distinguent en *extérieurs* et en
intérieurs. Les premiers agissent sur les surfaces
externes de l'animal. Parmi les seconds, les uns,

contenus dans les vaisseaux et les nerfs, quoique puisés à l'extérieur, sont inhérents à l'organisme ; les autres, versés par des organes très-variés aux surfaces internes de l'animal, y exercent leur action et ne font point partie de l'économie animale.

Des corps en relation avec l'appareil vasculaire.

On reconnaît dans le tableau que l'appareil des *angs* ou appareil *angéiaire*, dont l'étude anatomique porte le nom d'*angéiologie*, n'est en relation avec aucun corps extérieur ; et que ses corps en relation normale, ceux sur lesquels il agit et qu'il distribue dans tout l'organisme, sont les *hèmes* ou fluides nutritifs, qui sont des parties intégrantes de l'organisme, tellement nécessaires à l'entretien de la vie, que leur effusion (hémorrhagie) entraîne nécessairement la mort. La tunique interne de cet appareil est lubrifiée par un fluide séreux *(orron)*, qui doit favoriser l'écoulement, la circulation des fluides vasculaires et diminuer le frottement de leurs molécules concrètes contre les parois des vaisseaux.

D'après ces données, on voit pourquoi, après avoir considéré l'appareil vasculaire comme un *endère* à cause de sa situation profonde et générale, nous avons dû le spécifier en ajoutant à ce nom celui des *hèmes* qu'il contient, et c'est ainsi que nous avons dû former le mot *hémendère*.

Des corps en relation avec l'appareil nerveux.

L'appareil des nerfs ou appareil *nervaire*, dont l'étude anatomique porte le nom de *névrologie*, a pour corps en relation normale le *neuron*

(mot employé ici pour signifier la force nerveuse , l'influx nerveux ou le fluide nerveux)
que nous avons rangé parmi les corps appartenant à l'organisme. De même que les hèmes ,
cette force nerveuse ou cet influx nerveux
est tellement nécessaire à l'entretien de la vie ,
que son épuisement doit produire la mort. Quoique la force nerveuse, comme nous l'indiquerons
bientôt , trouve sa source principale dans un
sang oxygéné ; quoique nous ayons indiqué dans
le tableau que l'appareil *nervaire* n'est en relation avec aucun corps venant de l'extérieur ,
nous pensons cependant que la lumière , le ca-
lorique , l'électricité extérieure , l'influencent
d'une manière très-évidente , soit habituelle-
ment, soit accidentellement ; aussi les théra-
pentistes ont toujours eu soin de signaler et de
mettre à profit des modifications aussi importantes qui portent principalement sur l'appareil
des nerfs. Dans la portion de cet appareil où
s'exercent des frottemens , existe aussi un fluide
séreux *(orron)*, *liquide cérébro-spinal* , pour
favoriser les mouvemens et l'action des centres
nerveux. (1)

L'appareil des nerfs , étant un *endère* , comme
nous l'avons démontré ; et cet *endère* , servant
à l'irradiation , à l'accumulation du *neuron* ou force

(1) Mémoire lu par Magendie à l'Académie des Sciences.

nerveuse ; la dénomination de *neurendère* consacre cette vérité.

L'appareil, dit vulgairement locomoteur, que nous avons dit être une couche profonde du *périère* externe, située sous la couche superficielle, (d'où la dénomination *d'hypectère*), et destinée à mouvoir l'animal en agissant sur le milieu dans lequel il vit, cet appareil vraiment composé de parties dures *(sclers)* et de parties charnues *(sarcs)*, est donc en relation avec le milieu ambiant qui comprend un appui ou sol, et une atmosphère soit gazeuse, soit liquide. On trouve encore que dans quelques points de cet appareil, là où s'opèrent des frottemens, il existe de même un fluide plus consistant que celui observé dans les appareils précédens. Ce fluide, connu sous le nom vulgaire de synovie et que nous avons appelé *synoon*, favorise les mouvemens des os et des tendons des *sarcs*. Le milieu (μέσον) étant donc le véritable corps en relation avec l'appareil locomoteur, qui est lui-même une portion de la peau externe, et par conséquent un *ectère* dans notre manière de procéder, il en résulte que la dénomination de *mésectère* est fondée comme les précédentes sur le même principe qui nous sert de guide.

Quoique nous ayons séparé dans le tableau les *sclers* et les *sarcs* pour faciliter la spécification de leurs parties, quoique nous ayons admis un *appareil scléraire* et un *appareil sarcaire*, il est facile de reconnaître que l'action de ces appareils s'exerce en commun sur le milieu ambiant et qu'ils contiennent les uns et les autres de la synovie, *(synoon)* pour favoriser leurs mouvemens ; il n'y a donc point de corps spécial pour l'appareil *scléraire*, ni pour l'appareil *sarcaire*, et par conséquent point de spécification.

La couche superficielle de la peau ou *périère externe* ou *ectère*, nommée d'abord *épectère* à cause de sa situation au-dessus (ἐπί) de la précédente, étant de plus en relation avec tous les corps de nature très-variable qui impressionnent l'animal à l'extérieur, a reçu à cet effet le nom de *somectère*. Des trois appareils qui la constituent, le premier est en rapport : 1.º avec les corps tactiles, solides, liquides ou gazeux ; 2.º avec la transpiration cutanée externe (*hygréon ectériel*) et avec l'humeur des cryptes sébacés (*smegméon*) qui viennent de l'intérieur de l'organisme ; 3.º elle n'est lubrifiée par des fluides glandulaires que dans quelques animaux (*pécari, éléphant*).

Des corps en relation avec les appareils des sens de la peau externe.

Des corps en relation avec l'appareil de la taction.

Les corps tactiles, pour l'expression desquels nous avons adopté le mot grec ἅπτειν, toucher, étant les corps en relation normale vraiment spécificatifs de cette portion de l'*ectère*, la dénomination d'*aptectère* conforme aux précédentes découlait encore du même principe.

L'appareil de la vision étant, un *ectère* et ayant pour corps spécificatif la lumière (φῶς)

Des corps en relation avec l'appareil de la vision.

le nom de *photectère* a dû lui être imposé. Ses surfaces sont lubrifiées : 1.° par la transpiration cutanée ; 2.° par l'humeur des cryptes sébacés et muqueux, (*smegméon*, *muxéon*) ; et 3.° par un fluide glandulaire *(larmes,dacryon)*, qui s'écoule dans des voies spéciales qui appartiennent à la peau interne, d'où la dénomination de *dacryentère* ou *entère* pour le *dacryon*.

Des corps en relation avec l'appareil de l'audition.

La voix et le son, qui figurent parmi les agens extérieurs, étant le mouvement vibratoire des corps, qui impressionne l'appareil de l'audition ; et cet appareil ayant été rangé parmi les *ectères* ou *appareils de la peau externe*, nous lui avons d'abord donné le nom de *phonectère*, signifiant *ectère pour la voix et le son* (φωνή voix). Nous avons ensuite substitué à cette dénomination celle d'*échonectère*, dont la signification nous paraît plus rigoureusement exacte que celle de *phonectère*, parce que le mot grec ήχος, *sonus* signifie un son quelconque, produit, soit par l'appareil vocal des animaux, soit par le mouvement vibratoire des corps inanimés. Nous ferons remarquer cependant qu'il suffit de donner un peu plus d'extension au sens du mot grec φωνή (vox, sonus) pour se déterminer à donner la préférence au mot *phonectère*, attendu qu'il exprime mieux les rapports qui existent entre l'appareil de l'audition et celui de la phonation.

En outre du son qui est la modification des

corps en relation normale avec *l'échonectère*
ou *phonectère*, cet appareil est lubrifié dans
certains points de son étendue, 1.º par la transpiration cutanée externe et interne (*hygréons*),
2.º par l'humeur des cryptes mucipares, sébacipares (*muxéon*, *smegméon*) et non par un
fluide glandulaire, quoiqu'il ait pour annexe un
petit *entère* (trompe d'Eustache, caisse du tympan), au moyen duquel l'air pénètre dans l'o-
reille moyenne d'où le nom *d'otanémentère*
c'est-à-dire, *entère* pour le vent de l'oreille.

L'air extérieur pénétrant dans les voies aériennes qui appartiennent à la peau interne ou
périère interne ou *entère ;* cet appareil, qui en
comprend d'autres subordonnés à sa fonction
principale qui est l'assimilation de l'air ou la res-
piration, a mérité le nom *d'aérentère.*

Lorsque l'air se comporte comme véhicule des
odeurs, il agit sur une portion spéciale de *l'aéren-*
tère modifiée pour ce but, ce qui lui a fait donner le nom *d'osmentère.* Comme il s'établit un
véritable courant d'air dans tous les canaux
aériens (trachée artère, bronches) la dénomination *d'anémentère* ou *d'entère* pour le vent
(ἄνεμος) était nécessaire pour cette spécification. Les vibrations de l'air dans le larynx donnant
lieu au phénomène de la voix, cet anneau supé-
rieur de la trachée artère (*anémentère*),
étant *l'appareil spécial de la phonation*, il nous
a paru aussi convenable de le désigner sous le

Des corps en relation avec l'appareil des voies aérien-nes.

nom de *phonentère*, c'est-à-dire, *entère* pour la voix, bien entendu qu'il est *phonergue* ou producteur de la voix pour le distinguer ainsi du *phonectère* ou appareil de l'audition qui est le sens pour l'impression du son, c'est-à-dire, un *phonaisthèse* ou un *échonaisthèse* ou sens pour le son. La deuxième portion de l'*anémentère*, celle placée au-dessous du larynx dans l'homme, prend alors le nom *d'aerphore* ou *anémophore*, c'est-à-dire, porte-vent, par opposition au tuyau vocal que forment les fosses nasales et la cavité buccale, tuyau nommé avec raison porte-voix ou *phonéphore*.

L'air élaboré par le poumon, devenu *pabulum vitæ* ou *pneuma*, étant amené à cette modification par cet organe, nous avons cru devoir consacrer cette vérité en donnant au poumon le nom de *pneumentère* ou *entère* pour *le pneuma ou pabulum vitæ*. Nous verrons plus tard qu'en théorie générale cet organe a reçu un autre nom fondé sur sa forme.

En outre de l'air considéré comme véhicule des odeurs, comme corps vibrant et voix, comme courant ou vent, comme *pabulum vitæ* ou *pneuma*, l'appareil des voies aériennes est en relation, 1.º avec la transpiration cutanée interne dite pulmonaire (*hygréon aérentériel*), dans laquelle se trouve dissout l'excrément gazeux de l'air respiré et celui du sang vivifié; 2.º avec l'humeur des cryptes mucipares (*muxéon*) et non avec des fluides glandulaires.

Les alimens, venant de l'extérieur, consi- dérés successivement comme corps sapides, comme bol alimentaire, comme chyme, enfin comme chyle et féces; plusieurs exhèmes ou corps venant de l'intérieur qui sont, 1.º la transpiration cutanée interne *(hygréons bromentériels, suc buccal, œsophagien, gastrique, intestinal)*; 2.º l'humeur des cryptes mucipares *(muxéon)*; et 3.º des fluides glandulaires, salive *(sialéon)*, suc pancréaire *(pancréon)*, bile *(choléon)*, sont les corps nombreux en relation normale avec les voies alimentaires à qui le nom de *bromentère* assigne sa véritable place parmi les appareils du *périère* interne ou *entère*.

Les noms γεῦσις goût ou corps sapides, ϐῶλος bol alimentaire, χυμὸς suc, chyme, χυλὸς suc, chyle, κόπρος excrément, σίαλος salive, *pancréon* suc pancréatique, χολὴ bile, désignant tous les corps spécificatifs des diverses régions du *bromentère*, il a fallu nécessairement consacrer tous ces aperçus fondés sur l'observation et la vérité des faits par des noms identiques à tous les précédens. C'est ce qui justifie l'adoption des mots *geusentère*, *entère* pour les corps sapides, *bolentère*, *entère* pour le bol alimentaire; *chymentère*, *entère* pour le chyme; *chylentère*, *entère* pour le chyle; *coprentère*, *entère* pour l'excrément; *sialentère*,

entère pour la salive ; *pancréentère*, *entère* pour le suc pancréatique ; et enfin *choléentère*, *entère* pour la bile.

Des corps en relation avec l'appareil des voies urinaires. Les voies urinaires ne sont en relation avec aucun corps venant de l'extérieur ; le fluide glandulaire qui les parcourt est l'urine (*uréon*). Ces voies sont lubrifiées, 1.° par une transpiration cutanée, insensible et rare (*hygréon urentériel*) ; 2.° par l'humeur des cryptes mucipares *(muxéon.)* Le fluide glandulaire (*uréon*), étant le corps spécificatif de l'appareil urinaire, la dénomination *d'urentère* était applicable à cet appareil.

Des corps en relation avec l'appareil des voies génitales. Trois corps venant de l'intérieur de l'organisme, sperme (*sperméon*), germe (*oon*), lait (*galéon*), ayant été regardés comme les produits nécessaires pour la formation d'un enfant (παῖς , παιδός), nous avions d'abord donné à l'appareil génital le nom de *pédentere* ou *entère* pour les produits nécessaires pour la formation d'un enfant ; nous avons ensuite pensé qu'il convenait de substituer à ce nom celui de *zoonentère*, c'est-à-dire *entère* pour les *zoons*. Le mot *zoon* est ici employé comme un nom commun, applicable aux trois produits nécessaires pour la formation d'un animal. Ces trois produits ou *zoons* sont, 1.° le sperme *(sperméon)* ; 2.° le germe (*oon*) ; 3.° le lait *(galéon)*, qui étant les corps en relation avec : 1.° l'appareil génital du mâle ; 2.° l'appareil génital de la femelle ; et 3.° l'appareil lactateur de la nourrice,

nous ont servi à spécifier ces trois appareils, auxquels les noms de *spermentère*, *entère* pour le
sperme; d'*oonentère*, *entère* pour le germe; de
galentère, *entère* pour le lait, assignent leur véritable place parmi les appareils du *périère* interne
ou *entère*.

Les trois appareils qui forment le *zoonentère*
ou voies génitales, sont lubrifiés, 1.º par une
transpiration cutanée interne *(hygréons spermen-
tériel*, *oonentériel*, *galentériel)*; 2.º par l'humeur des cryptes mucipares *(muxéon)*.

Nonobstant ces fluides et outre les trois corps
spécificatifs de ces appareils, chacun d'eux est
en rapport avec des organes spéciaux appartenant à un autre individu. Ces organes pour la
femelle (γυνή), pour le mâle (ἀνήρ), pour
le nourrisson (τρόφιμος), appartiennent à *l'ectère*, et sont de véritables annexes des *entères*;
c'est pourquoi les dénominations de *gynectère*
(*ectère* pour la femelle); *andrectère* (*ectère* pour
le mâle); *trophimectère* ou *trophectère* (*ectère*
pour le nourrisson), ont été adoptées et substi-
tuées aux noms vulgaires des organes sexuels
externes. Ces noms assignent à ces appareils du
toucher génital, leur place parmi les organes
de *l'aptectère*.

2.º *Sources des corps en relation spécificatifs
des appareils.*

Après avoir énuméré tous les corps en rela-

3

tion normale, soit spécificatifs, soit non spécificatifs de leurs appareils, après avoir indiqué
qu'ils viennent du monde extérieur ou de l'intérieur de l'organisme, nous allons maintenant
indiquer la source de tous les corps en relation normale, spécificatifs des appareils tant du
premier rang que subordonnés.

C'est l'appareil digestif ou le *bromentère* qui
est évidemment la source des *hèmes*, puisque ces
fluides sont renouvelés par le *chyle*. Nous avons
conservé le nom de *chyle* au fluide nutritif résultant de la digestion. On se rappelle que nous
l'avons aussi désigné sous le nom de *protachrómème* ou *premier sang achróme*, ou *sang blanc*,
lorsque nous l'avons considéré comme un fluide
contenu dans des *angs* ou vaisseaux. Ainsi le suc
de la digestion ou *chyle* mérite ce nom au moment où il est produit, et il prend celui de fluide
vasculaire ou sang, aussitôt qu'il est contenu
dans des *angs* ; et ses caractères comparés à
ceux des autres sangs, nous ont conduit à l'appeler *protachrómème* (1). Le *bromentère* est donc
l'appareil fabricateur des fluides vasculaires, et
la véritable source des *hèmes*.

L'appareil respiratoire est-il la source principale du *neuron* ou force nerveuse, ou influx
nerveux? Tous les phénomènes de l'asphyxie prou-
vent indirectement l'affirmative. Il paraît que

(1) Voyez le tableau synoptique des *hèmes*, première
colonne après celle de la formule.

l'agent inconnu de la force nerveuse se com-
bine dans le poumon avec le sang, qui devient
alors artériel ou *deutochróme*. Le *neuron* est
ensuite dégagé de sa combinaison avec le sang
le plus coloré et le plus excitant, dans la substance nerveuse grise, qui est éminemment vasculaire. Nous adoptons entièrement cette opinion, qui est celle de plusieurs physiologistes célèbres. Ce n'est point ici le moment de chercher
la nature de l'agent de la force nerveuse ou du
neuron (robur). L'*aérentère* est donc évidemment la source principale du *neuron*.

Le monde extérieur fournit le milieu ambiant,
les corps tactiles, la lumière, le son, l'air, les
alimens.

Des organes secréteurs, dits *dacryopoïètes*,
sialopoïètes, *cholépoïètes*, *pancrépoïètes*, *uro-
poïètes*, *spermapoïètes*, *oonpoïètes*, *galapoïètes*,
sont évidemment les sources bien connues de
tous les fluides glandulaires spécificatifs de leurs
appareils spéciaux.

Ces documens sont fournis par la bande ho-
rizontale du tableau, placée au-dessus de l'indication des parties des appareils, où l'on reconnaît que les sources des corps en relation
spécificatifs des appareils, sont tantôt le monde
extérieur, tantôt des appareils ou des organes
spéciaux.

3.º *Réduction des diverses parties des appareils à trois portions principales.*

Quelque nombreuses que soient les parties constituantes d'un appareil, on peut en former trois portions principales, qu'on distingue en premières, en secondes et en troisièmes portions.

Dans les appareils rayonnés qui comprennent l'*hémendère* (appareil vasculaire), le *neurendère* (appareil nerveux), et le *mésectère* (appareil locomoteur), la première portion est dite *portion axiale* ou *axe*, la seconde s'appelle *portion actinale* ou *rayonnée*, ou *rayons* ; la troisième reçoit le nom de *portion microscopique* ou *micrale*, ou *capillaire*.

Dans les appareils de sensation qui sont : l'*aptectère* (appareil de la taction), le *photectère* (appareil de la vision), l'*échonectère* ou *phonectère* (appareil de l'audition), l'*osmentère* (appareil de l'olfaction), le *geusentère* (appareil de la gustation), le *gynectère* (appareil copulateur du mâle), l'*andrectère* (appareil copulateur de la femelle), et le *trophimectère* ou *trophectère* (appareil d'allaitement), les trois portions principales sont désignées sous les dénominations suivantes : premières portions, *portions aisthésiales*, ou *aisthèses* (sensus), parties essentielles du sens; secondes portions, *portions stégiales* ou *stèges* (tutamina), parties protectrices du sens; troisièmes portions , *portions légiales* ou *lèges* (colligia), parties collectrices ou servant au recueillement du corps qui agit sur le sens.

Dans les appareils de nutrition, savoir : l'*aérentère* (voies aériennes), le *bromentère* (voies alimentaires), l'*urentère* (voies urinaires), le *spermentère* (voies spermatiques), l'*oonentère* (voies ooniques), le *galentère* (voies lactiques), le *dacryentère* (voies lacrymales), l'*otanémentère* (voies otanémales ou trompe d'Eustache, caisse du tympan et cellules mastoidiennes), le *sialentère* (voies salivaires), le *pancréentère* (voies pancréaires), le plus grand nombre admet la division en trois portions principales. Les premières portions sont dites *enphores* ou *canaux portant en-dedans d'un réservoir.* Les secondes portions reçoivent le nom de *réservoirs*, dilatations ou *cystes.* Et les troisièmes sont appelées *ecphores* ou *canaux portant au-dehors des réservoirs ou cystes.*

En ajoutant aux mots *axe, rayons, capillaires, aisthèses, stèges, lèges, enphores, cystes, ecphores,* des noms indiquant : soit la nature du tissu vivant, soit l'espèce de corps en relation normale avec l'appareil, soit enfin un organe, nous avons obtenu les dénominations suivantes :

1.º *Axe angéiaire (axiangs), axe nervaire (axinerfs), axe scléraire (axisclers), sarcs* ou muscles de l'*axe scléraire (axisacrs).*

*Rayons angéiaires (actinangs), rayons ner-
vaires (actinerfs), rayons scléraires (actisclers),
sarcs des rayons scléraires (actisarcs).*

*Capillaires angéiaires (micrangs), capillaires
nervaires (micronerfs), capillaires scléraires
(microsclers), capillaires sarcaires (microsarcs).*

2.º *Aisthèse* pour le toucher, *aptaisthèse;
aisthèse* pour la lumière, *photaisthèse; aisthèse*
pour le son, *échonaisthèse* ou *phonaisthèse;
aisthèse* pour les odeurs, *osmaisthèse; aisthèse*
pour les saveurs, *geusaisthèse; aisthèse* pour
la femelle, *gynaisthèse; aisthèse* pour le mâle,
andraisthèse; aisthèse pour le nourrisson, *trophimaisthèse* ou *trophaisthèse.*

Stège de l'organe du toucher, *aptostège; stège*
de l'organe de la vue, *photostège; stège* de l'organe de l'ouïe, *échonostège* ou *phonostège; stège*
de l'organe de l'odorat, *osmostège; stège* de
l'organe du goût, *geusostège; stège* de l'organe
pour le contact de la femelle, *gynistège; stège* de
l'organe pour le contact du mâle, *andristège;
stège* de l'organe pour le contact du nourrisson,
trophimistège ou *trophistège.*

Lège des corps tactiles, *aptolège; lège* de
la lumière, *photolège; lège* du son, *échonolège* ou *phonolège; lège* des odeurs, *osmolège;
lège* des saveurs, *geusolège; lège* de la femelle,
gynolège; lège du mâle, *androlège; lège* du
nourrisson, *trophimolège* ou *tropholège.*

3.º *Enphore* de l'air, *aérenphore; enphore*

de l'aliment, *bromenphore*; *enphore* de l'urine, *urenphore*; *enphore* du sperme, *spermenphore*; *enphore* de l'oon (œuf), *oonenphore*; *enphore* du lait, *galenphore*; *enphore* des larmes, *dacryenphore*; *enphore* de l'air du tympan, *otanémenphore*; *enphore* de la bile, *cholenphore*.

Cystes de l'air, *aercystes*; *cyste* de l'aliment, *bromacyste*; *cyste* de l'urine, *ucrocyste*; *cystes* du sperme, *spermacystes*; *cyste* de l'oon (œuf), *ooncyste*; *cystes* du lait, *galacystes*; *cyste* des larmes, *dacrycyste*; *cyste* de l'air du tympan, *otanémocyste*; *cyste* de la bile, *cholécyste*.

Ecphore de l'air, *aérecphore*; *ecphore* de l'aliment, *bromecphore*; *ecphore* de l'urine, *urecphore*; *ecphore* du sperme, *spermecphore*; *ecphore* de l'oon (œuf), *oonecphore*; *ecphores* du lait, *galecphores*; *ecphore* des larmes, *dacryecphore*; *ecphore* de l'air du tympan, *otanémecphore*; *ecphore* de la bile, *cholecphore*.

Quelque compliqués que soient les appareils organiques; quelque nombreux que paraissent les organes qui entrent dans leur composition, on peut donc les diviser en trois portions principales, dont la dernière peut manquer dans quelques-uns, et chacune de ces trois portions peut recevoir un nom significatif donné d'après un caractère important. Cependant plusieurs appareils comprennent réellement quatre portions bien distinctes, et nous indiquerons bientôt en les désignant, la manière de ramener ces quatre portions principales à trois seulement.

Ces trois parties principales ont reçu les noms de *portions axiales* ou *axes*, de *portions actinales* ou *rayons* et de *portions micrales* ou *microscopiques*, ou capillaires, dans l'*hémendère* ou appareil des *angs* ou vaisseaux, dans le *neurendère* ou appareil des nerfs, et dans le *mésectère* ou appareil locomoteur et protecteur, qui comprend les parties dures du squelette ou l'appareil des *sclers*, et les muscles du squelette ou l'appareil des *sarcs*. Ces distinctions et les dénominations, 1.º *d'axe angéiaire*, *d'axe nervaire*, *d'axe scléraire* et *de sarcs de l'axe scléraire*; 2.º de *rayons angéiaires*, *rayons nervaires*, *rayons scléraires*, *sarcs des rayons scléraires*; 3.º de *capillaires angéiaires*, *capillaires nervaires*, *capillaires scléraires*, *capillaires sarcaires*, sont établies sur la forme de ces appareils; et en effet, la forme devient ici un caractère d'une grande valeur, puisque nous avons pu, à l'aide ce caractère, établir des subdivisions et saisir facilement la corrélation des formes entre les diverses parties de ces trois grands appareils.

La désinence en *aire* nous sert à indiquer les portions principales de ces appareils, lorsque nous les étudions sous le point de vue physiologique.

Les termes suivans : *axiangs*, *axinerfs*, *axi-*

sclers, axisarcs; actinangs, actinerfs, actiscclers, actisarcs; micrangs, micronerfs, microsclers, microsarcs, sont synonymes et abréviatifs des noms qui les précèdent. Ces abréviations sont d'une grande utilité pour la mnémonique ; elles nous ont paru surtout très-commodes dans la démonstration verbale, lorsqu'on se propose de développer plus de choses en moins de temps.

Le tableau synoptique indique : 1.° la correspondance des portions principales de ces quatre appareils rayonnés ; 2.° la non-existence des *capillaires scléraires* et des *capillaires sarcaires* ; et en effet les parties dures (os, cartilages, ligamens, tendons), et les parties charnues (muscles), ne distribuant point de fluides, ne doivent point se ramifier à la manière des *angs* (vaisseaux) et des nerfs.

Les appareils de sensation formés par la couche superficielle de la peau externe et par quelques régions de la peau interne, ont été divisés en trois portions principales. Nous ferons remarquer que la troisième portion n'existe point isolément dans tous ces appareils, et qu'elle peut être empruntée à un autre appareil, où contenue dans l'intérieur de la première portion qui est la plus essentielle.

Ces trois portions principales d'un appareil de sensation ont été dites : 1.° *Portions aisthésiales* ou *aisthèses*, (sensus) sens ; 2.° *Portions stégiales* ou *stèges* (tutamina), parties servant à la protection; 3.º *Portions légiales* ou *lèges,* (colligia) ou parties servant au recueillement. Ces distinctions et les dénominations nouvelles qui les expriment, ne portent point sur la forme qui varie beaucoup dans les divers appareils de sensation; elles sont établies d'après les usages ou les fonctions qui sont : 1.º de sentir *(aisthèses, sensus)*; 2.º de protéger *(stèges, tutamina)*; 3.º de recueillir *(lèges, colligia)*.

En combinant ces noms avec ceux des corps qui agissent sur les divers appareils des sens, nous avons obtenu les noms suivans : 1.º *aptaisthèse*, sens pour le toucher; *photaisthèse*, sens pour la lumière; *échonaisthèse*, sens pour le son, ou mieux encore *phonaisthèse*, sens pour la voix, qui sont dérivés de ἄπτειν, toucher; de φῶς, lumière; de ἦχος, son, ou de φωνή, voix, son, et de αἴσθησις, sens. Ces trois *aisthèses* siègent dans l'appareil du *somectère* ou appareil moniteur ou appareil des sens de la peau externe.

Les autres sens ont été désignés par des noms semblables; savoir : *osmaisthèse*, sens pour les odeurs; *geusaisthèse*, sens pour les saveurs ou pour le goût, formés de ὀσμή odeur, de γεῦσις goût et de αἴσθησις sens. Ces deux *aisthèses* siégent dans la peau interne, l'un à l'entrée de l'appareil des voies aériennes, l'autre, à l'ouverture des voies alimentaires. Aux cinq sens admis par tous les physiologistes, nous avons cru devoir ajouter ceux du toucher

spécial des organes générateurs qui forment
le sixième sens de Buffon. En suivant les
principes adoptés ci-dessus, nous avons trouvé
trois sens spéciaux que nous avons nommés : 1.º
gynaisthèse, sens pour la femelle ; ce sens
existe dans le mâle ; 2.º *andraisthèse*, sens
pour le mâle ; ce sens existe dans la femelle ;
3.º *trophimaisthèse* et en syncopant *trophaisthèse*, sens pour le nourrisson ; ce sens existe
dans la nourrice ou femelle des mammifères
allaitant ses petits. Ces noms sont de même
formés en ajoutant le mot αἴσθησις *aisthèse*,
aux suivants : γυνή femelle ; ἀνήρ mâle ; τρόφιμος
nourrisson.

Le *gynaisthèse* du mâle (verge) correspond
à *l'andraisthèse* de la femelle (clitoris) et le
trophimaisthèse ou *trophaisthèse* de la nourrice
(mamelon), est en rapport avec le *geusaisthèse* ou sens du goût du nourrisson ; ces trois
sens siégent aux ouvertures naturelles de leur
entère correspondant et appartiennent cependant à la peau externe ; ce sont des régions
de *l'aptectère* modifiées pour le toucher génital,
qui comprend le contact pour la copulation
et celui pour la lactation ou l'allaitement. Les
sens, étudiés d'une manière générale, forment donc un système d'organes disséminés
dans l'organisme, et non un appareil spécial,
et non une série naturelle servant à une

fonction spéciale ; le système des *aisthèses* remplit une fonction générale.

Puisque le mot *nature* est, dans le langage ordinaire, employé sous trois acceptions différentes, et signifie, 1.º l'ensemble de tous les corps naturels, 2.º l'ensemble des propriétés des corps ou des forces qui président à leur action, 3.º le créateur de tous les corps, l'auteur de la nature; puisque d'autres noms ont de même, dans le langage ordinaire, plusieurs significations bien connues : nous aurons recours au même artifice; et pour éviter la multiplicité et l'encombrement des mots, nous emploierons aussi quelques noms sous deux ou trois acceptions différentes.

Nous avons donc cru devoir respecter ce que les Grecs ont déjà établi, à l'égard du mot φῶς qui signifie, 1.º lumière (lux); 2.º œil ou globe de l'œil (oculus). En suivant cet exemple, le mot grec ἅπτειν qui signifie l'action de toucher, a été employé par nous sous deux acceptions ; il nous sert à exprimer, 1.º les corps tactiles; 2.º le sens qui reçoit l'impression de ces corps.

Le mot grec φῶς a déjà les deux acceptions nécessaires, c'est-à-dire qu'il signifie, 1.º la lumière ; 2.º l'organe pour l'impression de la lumière ou œil, ou sens de la vue.

Les mots ἦχος son, φωνή voix, nous ont servi de même à désigner, 1.º le son ou la voix ;

2.º l'organe qui reçoit l'impression du son ou de la voix ou le sens de l'ouïe.

Pour les mêmes motifs et dans le même but, les mots ὀσμή (*odor*), γεῦσις (*gustus*) signifieront également dans notre nomenclature, l'un, 1. odeur; 2.º l'organe recevant l'impression des odeurs ou sens de l'odorat; l'autre, 1.º saveurs ; 2. l'organe pour les saveurs ou sens du goût.

Nous venons de voir, en traitant des *aisthèses*, qu'en ajoutant aux mots ἅπτειν , φῶς, ἦχος ou φωνή ὀσμή et γεῦσις le mot *aisthèse*, on pouvait obtenir des termes scientifiques pour désigner les sens du toucher, de la vue, de l'ouïe, de l'odorat et du goût. Il faut maintenant établir que ces mêmes mots employés seuls et sans l'addition du mot *aisthèse*, doivent signifier chacun l'organe du sens auquel leur nom correspond. Il ne nous reste plus maintenant qu'à combiner tous ces noms avec le mot *stège* , synonyme de *tutamina* , pour obtenir les dénominations suivantes : 1.º *aptostège* , *tutamina cutis* , parties protectrices du sens du toucher, (épiderme, poils, cheveux, barbe, ongles); 2.º *photostège* , *tutamina occuli* , parties protectrices du sens de la vue, (paupières, voies lacrimales, orbites); 3.º *échonostège* ou *phonostège* , *tutamina auris* , parties protectrices du sens de l'ouïe, ou partie modératrice de l'impression du son (membrane et caisse du tympan); 4.º *osmostège*, *tutamina sensus olfactivi*, parties protectrices du sens de l'odorat (nez); 5.º *geusostège*, *tutamina sensus gustativi*, parties protectrices du sens du goût, (mâchoires et appareil sa-livaire).

La difficulté de faire servir les mots grecs γυνή, ἀνδρὸς et τρόφιμος, à exprimer tantôt l'objet qu'ils désignent et tantôt le sens qui en reçoit l'impression, nous a forcé de recourir à une autre voie. Nous avons remarqué, qu'après avoir ajouté le mot αἴσθησις (sens) à ces trois noms, nous avions obtenu les suivants : *gynaisthésis*, *andraisthésis* et *trophimaisthésis* qui signifient clairement *sens pour la femelle*, *sens pour le mâle*, et *sens pour le nourrisson*. Si nous ajoutons encore à ces derniers noms le mot *stège* (tutamina), il en résulte que le prépuce et le fourreau de la verge deviennent un *gynaisthésistège*; par la même raison, le prépuce du clitoris devra être désigné sous le nom *d'andraisthé-sistège*; et l'aréole ou le prépuce du mamelon prendra le nom de *trophimaisthésistège* ou *trophaisthésistège*. Mais ces noms sont évidemment trop longs et peu commodes pour la démonstration verbale. Ils doivent donc être syncopés, ce qui les réduit aux trois suivants : *gynistège*, *andristège* et *trophistège*. Il est évident que *gynis*, *andris* et *trophis* sont dans notre nomenclature l'équivalent de *gynaisthésis*, d'*andraisthésis* et de *trophaisthésis*. Il nous était impossible d'employer les mots γυνή et ἀνδρὸς, dans le même sens que les botanistes; et nous avons dû attribuer à ces noms une signification contraire, en apparence, à celle que leur ont donnée Linné et Jussieu; cependant le lecteur attentif reconnaîtra que, dominé par nos vues théoriques et guidé par les principes de notre nomenclature, nous n'avons réellement point distrait les mots γυνή, ἀνδρος et τρόφιμος de leur signification propre, et que nous devions opérer sur eux comme sur les précédents, c'est-à-dire les combiner avec les mots *aisthésis* et *stège*, pour que leur signification se trouvât en harmonie avec celle des *sensus* et des *tutamina* de tous les autres appareils de sensation.

Les appareils de protection des sens dits *tutamina ou stèges*, forment, de même que les sens, un système d'organes disséminés dans l'organisme, sont de même placés au voisinage des ouvertures dites naturelles; ils appartiennent presque tous à l'*aptectère*, et quelques-uns sont des dépendances du *mésectère*. Les *tutamina* ou *stèges* ne constituent donc point un appareil pour une fonction spéciale, mais ils font partie du *système protecteur*, qui remplit une fonction générale.

En unissant tous les noms des corps qui

agissent sur les sens avec le mot *lège* (col-
ligium), nous avons obtenu les noms des
appareils pour le recueillement de tous ces
corps : c'est ainsi que nous avons formé les noms
suivants : 1.° *aptolège, colligia corporum tac-
tilum*, parties servant au recueillement des corps
tactiles ; 2.° *photolège, colligia lucis*, parties
servant au recueillement de la lumière ; 3.°
échonolège ou *phonolège, colligia soni, vocis*,
parties servant au recueillement du son, de la
voix ; 4.° *osmolège, colligia odorum*, parties
servant au recueillement des odeurs ; 5.° *geusolège, colligia saporum*, parties servant au
recueillement des saveurs ou des corps sapides ;
6.° *gynolège, colligia clitoris*, parties servant
à recueillir l'organe excitateur de la femelle ;
7.° *androlège, colligia penis*, parties servant
à recueillir la verge du mâle ; 8.° *trophimolège* ou *tropholège, colligia alumni*, parties
servant à recueillir le nourrisson.

Les portions *légiales* ou *lèges* ou *colligia*
de tous les appareils de sensation de même
que les *aisthèses* et les *stèges*, sont disséminés
dans l'organisme, et toujours placés dans le voisinage de l'appareil qu'ils concourent à former ;
ils ne constituent point un appareil servant à
une fonction spéciale ; ils forment un système
d'organes qui servent à recueillir les corps nécessaires pour l'action vitale.

Le système des appareils de nutrition qui

sont formés principalement par les divers *en-*
tères ou intestins, admet dans les uns, trois
portions seulement, et dans les autres, quatre
portions bien distinctes que nous avons pro-
mis de ramener à trois. Ces trois portions
principales ont été ditès, 1.° *enphores*, 2.°
cystes, 3.° *ecphores*. Lorsqu'on observe une
quatrième portion, celle-ci prend le nom de
poiètes.

Dans tous ces appareils, les formes de canal dilaté ou non dilaté, et la considération
des usages qui sont de porter en dedans d'un
réservoir (*enphore*), de servir de réservoir
(*cyste*), de porter au dehors du réservoir
(*ecphore*), nous fournissent des caractères très-
valables et bien propres à servir de base à de
bonnes dénominations. La quatrième portion
qu'on observe dans les appareils de sécrétion,
précède le canal *enphore*. C'est celle à laquelle
nous avons donné le nom de *poiète* (glande).
Nous devons mentionner que tantôt elle est
formée par un organe distinct et continu ou
non continu avec l'appareil excréteur ; que
tantôt aussi ses parties constituantes sont disséminées dans les couches d'un *entère*.

C'est ici le moment de démontrer qu'on
peut la faire rentrer dans l'étude des autres
portions principales d'un *entère*.

Puisque les cryptes ou follicules sébacés ou
muqueux sont regardés avec raison comme

des dépendances de la peau, soit externe, soit interne; puisque les glandes ne sont, dans le plus grand nombre des cas, autre chose que des *polycryptes* ou agglomérations de cryptes sécrétant des fluides très-variés ; puisqu'elles peuvent être regardées comme des dépendances de la peau, comme des régions de l'enveloppe générale du corps transformée en véritable organe de sécrétion ; nous pouvons donc admettre que dans certains cas les glandes ou *polycryptes* peuvent manquer et manquent en effet dans certains organismes, et sont alors remplacées par des *cryptes* ou follicules non agglomérés, disséminés et disposés en couche plus ou moins épaisse. C'est ce qu'on voit en effet dans certains poissons chez lesquels le pancréas est remplacé par plusieurs cœcums ou par une couche de *cryptes* abondans, unie à celles de l'intestin grêle. C'est ce qu'on voit encore dans les ovaires et les testicules des poissons où les *cryptes* sécréteurs sont disséminés dans les couches de l'intestin destiné pour la génération. Pour arriver au même but, la nature emploie deux modes différents : dans le premier mode, les *cryptes* sont disgrégés, séparés et disséminés dans l'épaisseur des couches de l'*entère* ou intestin ; dans le second mode, les *cryptes* sont aggrégés, agglomérés et forment un organe plus ou moins volumineux et continu à l'extrémité du canal *enphore* ou tout-à-fait séparé de ce canal, comme nous l'expliquerons plus tard.

Les *poïètes* ou organes sécréteurs ou glandes, doivent donc être considérés, 1.º comme la source des fluides qui parcourent leurs voies, et 2.º comme des organes existant à part ou remplacés par une couche de *cryptes* situés dans celles de l'appareil excréteur.

Envisagés sous le premier point de vue, c'est-à-dire, comme organes sécréteurs, les *poïètes* correspondent au monde extérieur qui fournit à plusieurs appareils leurs corps en relation normale. Et en effet, les *poïètes* fournissent aux *entères* qui forment leur appareil excréteur, les produits fluides ou solides qui traversent les différentes régions de ces *entères* pour lesquels on a adopté le nom de *voies*. Celles-ci ont été ensuite spécifiées par les noms des corps avec lesquels elles sont en relation normale. Sous le second point de vue, c'est-à-dire, considérés comme des organes existant à part ou remplacés par des *cryptes* disséminés dans les couches de l'appareil excréteur, les *poïètes* donnent lieu aux réflexions suivantes. On peut facilement supposer qu'au lieu de résulter de l'agglomération des *cryptes* et d'avoir une existence à part, qu'au lieu d'être constitués par des *cryptes* disséminés dans presque toute l'étendue de l'ap-

pareil excréteur, les *poïètes* pourraient bien
être formés par des *cryptes* disgrégés et situés
seulement dans l'épaisseur des couches du canal
enphore, ce qui réduirait à trois, les quatre
portions principales qu'on observe réellement
dans les appareils sécréteurs de l'urine, du
sperme, de l'œuf, du lait et de la bile.
Nous sommes forcés de convenir cependant
que cette dissémination des *cryptes* dans les
couches d'un *canal enphore* seulement, n'a
point été observée encore; ou du moins, nous
n'en connaissons pas d'exemple. Ce n'est donc
que pour ramener à trois portions principales
les quatre parties de plusieurs appareils sécréteurs, que nous proposons de regarder l'organe dit *poïète* ou *glande*, comme une partie de la portion *enphore*, et c'est dans l'intention
de faire coïncider l'étude de ces appareils sécréteurs, avec celle des appareils qui puisent
dans le monde extérieur leurs excitants naturels
ou leur corps en relation normale.

Au reste les considérations rapides que nous
venons d'exposer, ne doivent être envisagées
que comme des vues de l'esprit, que comme
des procédés à l'aide desquels on peut rendre
beaucoup plus simple la démonstration anatomico-physiologique. C'est pourquoi nous avons
cru nécessaire d'y recourir en recherchant le
plan commun pour l'étude de l'anatomie
physiologique de tous les appareils.

Après avoir établi qu'on peut ramener en théorie à trois seulement les quatre portions principales qui entrent dans la composition de plusieurs *entères*, en supposant que leurs organes sécréteurs ou *poïètes* peuvent être considérés comme appartenants à leur portion *enphore*, nous ne reviendrons point sur tous les noms nouveaux donnés aux portions principales des six appareils formés par la peau interne ou *entère*. Les explications nécessaires pour en faciliter l'intelligence, sont exposées dans le tableau synoptique et nous dispensent de plus longs développemens (1). Nous ferons seulement remarquer que la troisième portion manque dans l'appareil des voies aériennes, et c'est pourquoi la première portion doit être désignée sous le nom d'*aerphore*, et non d'*aérenphore*, puisqu'elle sert alternativement à l'entrée et à la sortie de l'air. Quoique la bouche (*geusentère*), serve à l'introduction de l'air et à la prononciation des mots, nous avons dû lui donner un nom tiré de sa fonction prin-

_____

(1) Voyez dans les colonnes des entères les explications des mots *aerphore*, *bromenphore*, *urenphore*, *spermenphore*, *oonenphore*, *galenphore*, *cholenphore*, *dacryenphore*, *aercystes*, *bromacystes*, *urocystes*, *spermacystes*, *ooncystes*, *galacystes*, *cholécyste*, *dacrycyste*, *bromecphore*, *urecphore*, *spermecphores*, *oonecphore*, *galecphores*, *cholecphore*, *dacryecphores*. Tous ces noms sont dérivés de φερω je porte, et des noms ἀήρ air, βρῶμα aliment, οὖρον urine, σπέρμα sperme, ὠὸν œuf germe, γαλα lait, χολή bile, δάκρυ larme.

cipale. Le rang qu'elle occupe dans le tableau , à côté des fosses nasales (*osmentère*), indique qu'elle est l'auxiliaire de cet appareil dans la fonction de servir à l'entrée et à la sortie de l'air qui est modifié ou non dans son passage à travers ces cavités.

Nous devons faire remarquer encore que les voies aériennes de l'appareil de l'audition ou l'*otanémentère* (trompe d'Eustache , caisse du tympan et cellules mastoïdiennes) ne présentent qu'un seul canal pour l'entrée et la sortie de l'air. C'est pourquoi nous l'avons désigné sous le nom d'*otanémophore*. Nous ne négligerons point de mentionner le *sialentère* (voies salivaires) et le *pancréentère* (voies *pancréaires*) dont le canal excréteur ne se subdivise point en trois portions. Mais ce ne sont là que des exceptions qui n'infirment point les règles qu'on peut établir dans l'étude générale des appareils formés par la peau interne ou *périère* interne ou *entère*. Nous verrons que dans les premiers temps de la vie embryonnaire et chez les animaux inférieurs, les divers *entères* que nous venons d'examiner , ne sont point subdivisibles en portions principales. Mais au fur et à mesure que l'embryon humain se développe ou selon qu'on s'élève dans la série animale , ces appareils donnent évidemment lieu aux distinctions établies et à une division en portions principales. En groupant tous les *enphores*, tous les *cystes* et tous les *ecphores*, on forme trois systèmes d'organes dont l'étude anatomico-physiologique fournit des considérations générales que nous avons indiquées dans la colonne des résultats généraux de l'étude comparative.

Toutes ces remarques sont applicables, en partie, aux portions principales des appareils rayonnés et à celles des appareils de sensation. Nous les développerons en étudiant les spécialités de chacun de ces appareils.

Pour régulariser autant que possible, dans l'état actuel de la science, la nomenclature des organes de sécrétion, nous ferons remarquer d'abord qu'ils ne forment point un appareil, c'est-à-dire, une série naturelle; mais on obtient, en les groupant par la pensée, le système des organes sécréteurs, abstraction faite de leur appareil excréteur.

On se rappelle que déjà nous avons donné les noms *d'organes uropoiètes* aux reins, *d'organes spermapoiètes* aux testicules, *d'organes oonpoiètes* aux ovaires, *d'organes galapoiètes* aux mamelles, *d'organe cholépoiète* au foie, *d'organe pancrépoiète* au pancréas, *d'organe dacryopoiète* aux glandes lacrimales, *d'organes sialopoiètes* aux glandes salivaires. On trouvera dans le tableau synoptique, que les cryptes mucipares et les follicules sébacés ou sébacipares y sont aussi désignés sous les noms d'organes *muxéopoïètes*, ou sécréteurs de *muxéon* (mucus), et d'organes *smegmapoïètes* ou sécréteurs de *smegméon* (humeur sébacée). En appliquant les principes de cette nomenclature à tous les autres organes de sécrétion ou d'exhalation, nous avons formé le système sécréteur général de tous les produits émanés du sang, et nous l'avons désigné sous le nom de *système exhémapoïète.*

Cet ouvrage étant spécialement destiné à l'étude des appareils, nous développerons dans notre traité d'anatomie générale tout ce qui est relatif aux systèmes des parties fluides et des parties solides, d'après les principes qui ont servi de base à la nomenclature anatomico-physiologique.

Au moyen de ces explications, sur la marche didactique suivie dans le tableau synoptique des *polyhistes,* il est facile de reconnaître que, quelque nombreux que soient les organes qui entrent dans la composition des divers appareils, on peut toujours les ramener à trois portions principales spécifiées soit par des noms tirés de leur forme, soit par des dénominations qui expriment leur fonction principale. Pour faire connaître les motifs qui nous ont guidé dans le classement des appareils organiques, et les raisons de leur répartition dans le tableau synoptique, nous avons essayé de distinguer les appareils, en ceux du premier, du deuxième, du troisième, du quatrième, etc. rang, en raison de leur étendue plus ou moins grande dans l'organisme, et suivant que leur fonction est plus ou moins importante, plus ou moins essentielle, ou plus ou moins subordonnée; il n'est pas inutile sans doute d'avouer que nous n'avons obtenu dans cette recherche aucun résultat satisfaisant. On verra plus bas que la distinction en appareils généraux, en appareils communs et en appareils spéciaux, nous paraît préférable à une classification établie sur le degré d'importance, d'étendue ou de subordination. Les mots ne se prêtent guères à exprimer ces vues de l'esprit, aussi doit-il suffire de les signaler à grands traits.

Au moyen du classement et de la répartition des appareils organiques, faits dans le tableau synoptique, on voit d'un coup d'œil que douze appareils s'élèvent au premier rang soit par leur étendue, soit par leur importance. Ce sont ceux dont la disposition générale est indiquée dans les douze colonnes principales.

Les autres appareils leur étant subordonnés, l'ordre de répartition leur assignait une place dans la colonne de l'appareil auquel ils appartiennent comme *dépendances*. Ainsi nous avons cru qu'il était convenable de placer : 1.º le *dacryentère* ou voies lacrimales, dans l'appareil des *tutamina*

6

oculi ou *photostège* ; 2.° *l'otanémentère*, *voies otanémales*, *trompe d'Eustache*, dans l'appareil des *tutamina auris* ou *échonostège* ou *phonostège* ; 3.° *l'osmentère* ou appareil d'olfaction, dans *l'aerphore* ou canal vecteur de l'air dans les voies respiratoires, 4.° le *geusentère* ou appareil de gustation, dans le *bromenphore* ou canal vecteur de l'aliment dans les voies digestives ; 5.° le *sialentère* ou appareil d'insalivation ou sécréteur de la salive (*sialéon*), dans les *tutamina sensus gustativi* ou *geusostège* ou organe protecteur du sens du goût ; 6.° le *choléentère*, appareil sécréteur du *choléon* ou bile, organe et voies biliaires, et le *pancréentère*, appareil sécréteur du *pancréon* ou suc pancréatique, organe et voies *pancréaires*, dans le *chylentère* ou appareil de la chylification qui est la première portion du *bromecphore* ou canal vecteur de l'aliment, élaboré par l'estomac ; 7.° le *gynectère* ou appareil de copulation du mâle, à la suite du *spermentère* ou voies spermatiques ; 8.° *l'andrectère* ou appareil de copulation de la femelle, à la suite de *l'oonentère*, voies *ooniques* ; 9.° le *trophectère* ou appareil d'allaitement de la mère, à la suite du *galentère* ou voies lactiques. Au moyen de cette répartition des appareils subordonnés, on reconnaît facilement que des *entères* ont pour annexes des *ectères*, et vice versâ, ce que nous croyons avoir indiqué suffisamment.

Explications relatives à la nomenclature des parties constituantes des portions principales des appareils organiques.

Après avoir examiné dans les divers appareils, soit de premier rang, soit subordonnés, les trois portions principales en lesquelles on peut les diviser, et avoir admis qu'une des trois portions manque quelquefois, nous allons énumérer les diverses parties qui entrent dans la composition de ces trois portions principales ; et nous exposerons de même les motifs qui nous ont dirigé dans la recherche de la nouvelle nomenclature de ces diverses portions secondaires des appareils.

Nous avons reconnu d'abord, que dans les appareils de l'*endère*, chaque axe se divise naturellement en deux organes ou deux groupes d'organes principaux et bien distincts. Le premier servant à centraliser la fonction de l'appareil, prend le nom d'*organe central*, de κέντρον centre. Le second, étant considéré comme la tige ou le tronc de tous les rayons de l'appareil, nous lui avons donné le nom d'*organe kormal*, de κορμὸς tronc.

Chaque organe *central* se divise en centres

des rayons centripètes et en centres des rayons centrifuges.

Chaque organe *kormal* ou tronc principal des rayons, se compose également de troncs des rayons centripètes et de troncs de rayons centrifuges.

Les vaisseaux ou *angs* sont des organes qui contiennent les *hèmes* ou sangs.

Le cœur ou les cœurs sont les centres des vaisseaux ou *angs*. Le cœur est le *centre angéiaire*, les cœurs sont des *centrangs* ou *vaisseaux centraux*.

Les oreillettes sont les centres des vaisseaux centripètes ou veines. Elles sont désignées sous le nom de *centrokatangs* ou *centres des katangs* (veines); les ventricules sont les centres des vaisseaux centrifuges ou artères, ils prennent le nom de *centroparangs* ou *centres des parangs* (artères).

Nous donnons le nom de *nerfs* à tous les organes qui accumulent ou irradient la force nerveuse ou le fluide nerveux ou le *neuron*.

L'encéphale ou les lobes encéphaliques sont les centres des nerfs; l'encéphale est le *centre nervaire* ; les lobes encéphaliques sont des *centronerfs* ou organes nerveux centraux. On croit presque généralement que les lobes cérébraux, olfactifs et optiques sont les centres des nerfs sensitifs on centripètes. Nous proposons de les désigner sous la dénomination

de *centrokatanerfs* ou *centres des katanerfs.*
Il résulte d'un grand nombre d'observations
et d'expériences, que les lobes cérébelleux
agissent principalement comme centres des nerfs
moteurs ou centrifuges. Le nom de *centropa-*
ranerfs ou *centres des paranerfs* est propre à
consacrer cet usage.

Les grands troncs vasculaires qui naissent
du cœur ou qui y aboutissent, sont tous
désignés sous le nom commun de *troncs an-*
géiaires ou *kormangs.* On les distingue en
troncs des vaisseaux centripètes, vulgairement
grands troncs veineux; et en troncs des vaisseaux centrifuges, vulgairement grands troncs
artériels. Les premiers ou les grands troncs
veineux sont les *troncs des katangs* ou des
kormokatangs. Ces troncs sont : 1.º les deux
veines caves et les deux azygos ; 2.º les
quatre veines pulmonaires.

Les grands troncs artériels, l'aorte et l'artère pulmonaire sont les *troncs des parangs*
ou des *kormoparangs.*

Tous ces troncs vasculaires, quoique situés
en général au-devant de la colonne vertébrale, sont distincts, séparés les uns des
autres et ne forment point un tronc unique.

Cette réunion de plusieurs troncs en un
seul existe dans la moëlle épinière, qui se
compose de quatre cordons distingués en antérieurs et en postérieurs.

Ces quatre cordons sont des *troncs nervaires*
ou des *kormonerfs*.

Les deux cordons postérieurs sont regardés
comme les troncs des nerfs sensitifs ou centripètes ; le nom de *troncs des katanerfs* ou
kormokatanerfs exprime cet usage.

Les deux cordons antérieurs étant considérés
comme les troncs des nerfs centrifuges ou
moteurs, doivent être désignés sous le nom
de *troncs des paranerfs* ou de *kormoparanerfs.*

La correspondance des centres et des troncs
angéiaires et nervaires est indiquée dans le
tableau. Nous ferons remarquer ici la différence principale qui existe entre les deux portions de l'axe angéiaire et celles de l'axe nervaire. On observe que les quatre *centres angéiaires* qui forment les cœurs, sont à peine
distincts à l'extérieur et semblent ne former
qu'un seul cœur, tandis que les *centres nervaires* qui forment l'encéphale sont bien distincts à l'extérieur et séparés par des cloisons
fibreuses ou osseuses. Nous venons de voir
qu'une disposition qui est précisément l'in-
verse de celle des centres existe dans les
troncs. En effet, les troncs de l'axe vasculaire sont distincts et séparés, et ont tous été
désignés par des noms spéciaux, tandis que
les cordons ou troncs de l'axe nervaire sont
à peine distincts à l'extérieur et semblent former un seul organe qui a reçu le nom de

moëlle épinière. Tout lecteur reconnaîtra facilement l'inexactitude de cette dénomination ancienne, puisqu'elle rappelle à l'esprit un organe ressemblant à la moëlle des os longs. Ce nom a dû être adopté dans les premiers temps de la science. Le moment de lui substituer une dénomination indiquant sa fonction et sa ressemblance avec ses analogues dans un autre appareil, nous paraît être arrivé.

Chaque portion *actinale* ou rayonnée des deux endères est subdivisible, 1.º d'après l'action : en portion *kataale* ou centripète et en portion *paraale* ou centrifuge ; 2.º d'après la connexion : en portion *synaxiale* et en portion *asynaxiale*.

Les rayons soit angéiaires, soit nervaires, sont dendroïdes.

Tous les vaisseaux qui naissent de l'aorte, des veines caves et des azygos, de l'artère et des veines pulmonaires sont des rayons vasculaires, ou angéiaires ou des *actinangs* (de ἀκτίν rayon et de ἀγγεῖον vaisseau).

Tous les vaisseaux centripètes ou veines, qui viennent aboutir immédiatement ou médiatement aux deux veines caves, aux deux azygos et aux veines pulmonaires, sont des *rayons angéiaires centripètes ou des katangs.*

Tous les vaisseaux centrifuges ou artères qui naissent de l'aorte et de l'artère pulmonaire, sont des *rayons angéiaires centrifuges ou des parangs*.

Tous les nerfs implantés immédiatement ou médiatement sur la moëlle épinière ou tronc des nerfs (*kormonerf*), sont des rayons nervaires ou des *actinerfs* (de ἀκτὶν rayon et de νεῦρον nerfs.

Tous les arbres nerveux sensitifs, naissant des cordons postérieurs de la moëlle épinière ou *kormokatanerfs*, sont des *rayons nervaires centripètes ou des katanerfs*.

Tous les arbres nerveux excitateurs de la motilité, naissant des cordons antérieurs de la moëlle épinière ou *kormoparanerfs*, sont des *rayons nervaires centrifuges* ou des *paranerfs*.

Nous devons faire remarquer qu'il n'y a qu'un petit nombre de rayons nervaires, qui soient seulement sensitifs ou centripètes (*katanerfs*), ou seulement moteurs ou centrifuges (*paranerfs*). Tous les autres *katanerfs* et tous les autres *paranerfs*, quoiqu'implantés séparément sur la moëlle épinière, se confondent et se refusent à une dissection, à un isolement semblable à celui des *katangs* (veines) et des *parangs* (artères).

La portion *actinale* ou rayonnée de l'appareil angéiaire et du nervaire, admet donc la distinction en portion *kataale* ou centripète et en portion *paraale* ou centrifuge.

Si toutes les artères du sang rouge brun, si toutes celles du sang rouge vermeil, naissent immédiatement les unes de l'artère pulmonaire, et les autres de l'aorte; si toutes les veines du sang rouge vermeil aboutissent à leurs troncs, (veines pulmonaires); si la totalité des veines du sang rouge brun aboutît de même soit aux veines caves, soit aux azygos; il n'en est pas de même des veines du sang non coloré ou des vaisseaux lymphatiques qui traversent de nombreux ganglions et qui n'aboutissent point immédiatement, au moyen du canal thoracique, dans les veines caves, c'est-à-dire, dans la portion veineuse de l'axe vasculaire.

D'après ces données, fournies par l'observation, les rayons vasculaires, peuvent être distingués en vaisseaux ou *angs* continus immédiatement avec les troncs de l'axe vasculaire et en vaisseaux ou *angs*, n'aboutissant point immédiatement jusqu'aux troncs qui forment l'axe vasculaire.

Les premiers prennent le nom de vaisseaux ou *angs synaxiaux* (de ἀγγεῖον vaisseau, σὺν avec, et ἄξων axe) ou de *synaxiangs*, en réunissant les deux noms. Les seconds doivent être désignés par la dénomination de *vaisseaux asynaxiaux* ou de *asynaxiangs* (de l'a privatif et des mêmes racines ἀγγεῖον, σὺν et ἄξων). Ils sont tous centripètes ou *katangs* et ils méritent d'être désignés

7

sous le nom de vaisseaux ou *angs ganglionnaires*.

Ces remarques nous font déjà pressentir qu'il y aurait eu du danger pour l'organisme vivant, si les fluides contenus dans les *angs asynaxiaux* (vaisseaux lymphatiques et chylifères), eussent été versés immédiatement dans les troncs de l'axe vasculaire.

La distinction en rayons *synaxiaux* et en *asynaxiaux* est encore applicable aux rayons nervaires. En effet, il s'uffit de rappeler ici que dans l'homme trente paires de nerfs naissent de la moëlle épinière rachidienne, que douze autres paires tirent leur origine de la portion de la moëlle qui se prolonge dans le crâne; et qu'un système nerveux ganglionnaire destiné pour les appareils de la vie organique, leur distribue ses filets sous forme de plexus. Ce système envisagé diversement et connu sous divers noms s'anastomose avec toutes les paires de nerfs dits cérébrospinaux, et ne communique avec la moëlle épinière, qu'au moyen des paires nerveuses qui s'implantent sur l'axe nervaire.

On peut donc, avec autant de raison que pour les *angs*, admettre des *nerfs synaxiaux ou synaxinerfs*, et des *nerfs asynaxiaux ou asynaxinerfs*. Les premiers ou *synaxinerfs* sont les rayons nervaires en connexion immédiate avec leur axe; ce sont les nerfs dits cérébrospinaux. Les seconds ou les *asynaxinerfs* ne s'implantent point immédiatement sur l'axe, traversent de nombreux ganglions; on les connaît sous le nom de *nerfs ganglionnaires*.

Nous devons faire remarquer qu'il est nécessaire, pour l'intégrité des fonctions de tout l'organisme, que la grande majorité des nerfs destinés pour les vaisseaux et les viscères ne puisse, pendant l'état normal, transmettre au sensorium les impressions ressenties par les organes de la vie de nutrition et que les mouvemens de ces organes soient involontaires.

La distinction des vaisseaux et des nerfs en centripètes et en centrifuges est admise depuis les premiers temps de la science, comme une vérité physiologique que personne n'oserait attaquer; il faut donc la consacrer par des noms qui l'indiquent clairement.

La division des nerfs en *synaxes* ou *synaxiaux* et en *asynaxes* ou *asynaxiaux*, est aussi établie de nos jours même par la nomenclature ancienne; il nous a paru utile de l'appliquer aux vaisseaux.

Les rayons des *endères* se prêtent à une troisième distinction que nous n'avons point indiquée dans le tableau des polyhistes et que nous aurons soin de relater dans le tableau synoptique de l'appareil angéiaire et dans celui de l'appareil nervaire; c'est celle en arbres ou *rayons convergents* et en arbres ou *rayons divergents*. Mais, attendu que cette distinction n'est applicable qu'aux vaisseaux et aux nerfs qui se distribuent aux couches du *mésectère* ou appareil locomoteur, et non aux vaisseaux et aux nerfs qui animent les appareils des sensations et ceux de la nutrition, nous nous bornons à l'indiquer. Nous verrons bientôt que les rayons ou appendices de l'appareil locomoteur ou *mésectère*, ne sont point subdivisibles en centripètes et en centrifuges ; que la distinction en *synaxes* et en *asynaxes* est admissible dans cet appareil, et que la division la plus utile est celle en appendices convergentes et en appendices divergentes.

Pour que les fluides transmis par les rayons des *endères* puissent arriver jusque dans les interstices des tissus, il était nécessaire que ces rayons fussent terminés par des ramifications et par des rézeaux. Ces extrémités des rayons des *endères* sont tellement ténues et déliées, qu'il faut armer l'œil du microscope pour les apercevoir ; aussi le nom de *capillaires* leur a été donné.

Les capillaires angéiaires ou *micrangs* sont subdivisibles en vaisseaux capillaires, intermédiaires aux artères (*parangs*) et aux veines (*katangs*), et en vaisseaux capillaires extrêmes. Les premiers sont les *mésomicrangs* (de μέσος *medius*, μικρός petit, ἀγγεῖον vaisseau) ; ils font partie du cercle circulatoire, puisqu'ils unissent les artérioles aux véinules. Les se-

conds sont les *acromicrangs* (de ἄκρος ex-
trême, et μικρὸς petit, ἄγγεῖον vaisseau). Ils
sortent du cercle circulatoire ou y aboutissent pour exporter ou importer les fluides
qui les traversent, aussi les a-t-on désignés
sous les noms d'exhalants et d'absorbants.

Les capillaires nervaires ne sont point subdivisibles en deux genres comme les précédents. On croit généralement qu'il n'y a point
de nerfs intermédiaires entre les nerfs sensitifs
(*katanerfs*), et les nerfs moteurs (*paranerfs*).
On ne peut donc admettre des *mésomicronerfs*.
Tous les capillaires nervaires sont donc extrêmes, recueillent aux surfaces, ou répandent
dans l'intimité des tissus le fluide incitateur qui
les traverse, et méritent par conséquent le
nom d'*acromicronerfs*.

Les *micrangs* et les *micronerfs extrêmes*
disparaissent enfin dans le tissu cellulaire ou
muqueux. Les uns et les autres peuvent-ils
se développer accidentellement, même au milieu
des psendo-membranes ? Nul doute pour les
vaisseaux capillaires. Faut-il en inférer qu'il
en est de même à l'égard des capillaires nerveux ? Le tissu cellulaire ou muqueux pré-
existant à ces deux ordres de conducteurs de
fluides (vaisseaux et nerfs) doit être regardé
comme étant en même-temps : 1.° leur origine
et leur aboutissant, 2.° leur véritable gangue
organique.

Nous croyons devoir faire remarquer que,
quoique les organes des appareils de l'*endère*,
soit centres et troncs, soit rayons, soit capillaires, agissent réellement les uns, comme
centripètes, les autres, comme *centrifuges*;
cette opinion physiologique, n'a le caractère
d'une vérité établie et bien démontrée, qu'à
l'égard du mouvement des fluides vasculaires.
Le mouvement irradiatoire du *neuron* ou force
nerveuse, ne ressemble que d'une manière très-
éloignée au mouvement circulatoire des *hèmes*
ou *sangs*.

Les raisons de cette différence, dans le
mouvement des *fluides endériels* (*hèmes* et
neuron), sont : 1.° la nature subtile de la
force nerveuse ou *neuron*, que tous les physiologistes ne veulent point encore regarder
comme un agent impondérable; 2.° la tendance
du *neuron* ou fluide incitateur émané à chaque
instant du sang artériel, à se répandre dans
tout l'organisme, et à se mettre continuelle-
ment en équilibre avec le fluide incitateur du
milieu dans lequel vit l'animal, milieu qui lui
en fournît ou lui en soustrait toujours ins-
tantanément des quantités diverses, tandis que
le mouvement circulatoire, la rénovation et
la déperdition des *hèmes*, qui sont des fluides
plastiques et solidifiables, quoiqu'exécutés con-
tinuellement par l'organisme, s'opèrent plus
lentement et non avec cette rapidité, cette

instantanéité qu'on observe dans la production, dans la répartition et dans la soustraction du *neuron* ou force nerveuse. Aussi dans l'état actuel de la science doit-on faire des vœux pour que les lois de l'innervation nous soient enfin dévoilées. Nous reviendrons, au reste, sur ce sujet important, lorsque nous traiterons du *neurendère* ou appareil nervaire.

Quoique nous ayons avancé que tous les organes qui forment les divers appareils sont des polyhistes, nous devons avouer ici que cette proposition n'est point rigoureusement exacte. En effet, les parties constituantes des appareils, présentent plusieu rsdegrés de texture, que nous réduisons à trois principaux, ce qui nous a déterminé à admettre, pour toutes les parties histes, *un minimum, un médium et un maximum* d'organisation.

Nous allons maintenant considérer sous ce rapport les vaisseaux et les nerfs, et nous continuerons d'appliquer ces vues favorables à l'étude comparative des organes, immédiatement après avoir indiqué la disposition générale des appareils qu'ils concourent à former.

Au premier degré de texture, c'est-à-dire, au minimum d'organisation, les vaisseaux ou *angs* sont constitués par une seule tunique de tissu séreux ou *scléromuqueux*; à ce même degré, les nerfs sont des filets dépourvus de névrilemme. Ces vaisseaux et ces nerfs imparfaits existent tels dans les premiers temps de la vie embryonnaire ; tels encore, ils forment les capillaires vasculaires et les capillaires nervaires. A ce premier degré de texture les *angs* et les nerfs sont encore des *parties monohistes.*

Au second degré de texture , c'est-à-dire ; au médium d'organisation, les vaisseaux sont composés : 1.° d'une tunique de tissu séreux ou *scléromuqueux* , qui se replie et forme de petites valvules; 2.° d'une tunique dite moyenne , de tissu jaune ou blanchâtre et plus ou moins élastique et contractile auquel nous avons donné le nom de tissu *sclérosarceux* : ces deux tuniques forment le vaisseau. Il s'y joint une couche extérieure de tissu cellulaire condensé que nous distinguons des tuniques propres du vaisseau. Cette couche celluleuse , enveloppe immédiate du vaisseau , reçoit dans notre nomenclature le nom d'*angiolemme* (de ἄγγεῖον vaisseau et de λέμμα enveloppe). Au second degré de texture ou médium d'organisation , les nerfs sont formés de plusieurs filets dépourvus ou pourvus chacun d'un névrilemme partiel. Une couche extérieure de tissu cellulaire condensé et devenu presque fibreux ou *hyposcléreux* , forme l'enveloppe totale du nerf ; on la désigne sous le nom adopté de *névrilemme* ou de *névrolemme.* A ce second degré de texture ou au médium d'organisation , les vaisseaux et les nerfs appartiennent évidemment à la classe des parties *polyhistes*.

Les vaisseaux parvenus au troisième degré de texture ont reçu le nom spécial de *cœurs*. Au maximum d'organisation, les vaisseaux sont donc composés, 1.º d'une tunique interne repliée et formant de grandes valvules dites mitrales ou tricuspides; 2.º d'une tunique de nature musculaire ou *sarceuse* dont les fibres sont implantées sur deux zones tendineuses. Ces zones présentent quelquefois des portions ou plaques cartilagineuses ou osseuses. La couche extérieure des vaisseaux au maximum de texture complexe ou l'*angiolemme* de ces vaisseaux, est connue sous le nom de *péricarde* dans l'ancienne nomenclature. On sait qu'il est composé d'une lame de tissu cellulaire sous-séreux, d'un premier feuillet dit séreux ou *scléromuqueux*, et d'un second feuillet de tissu fibreux ou *hyposcléreux*.

Les organes nerveux, parvenus au maximum d'organisation ou troisième degré de texture, sont ceux qui forment l'axe nervaire. Ces organes sont composés de fibres formant des cordons ou faisceaux, qui divergent, convergent ensuite et s'épanouissent en membranes nerveuses. Celles-ci sont recouvertes de trois couches comparables à celles de l'*angiolemme central* ou péricarde. La première

dite *pie-mère* est en effet une couche de tissu
cellulaire sous-séreux ; la seconde ou l'*arach-*
noïde est la membrane séreuse ; et la troisième dite *dure-mère* est le feuillet fibreux ou
hyposcléreux. Ces trois couches forment donc
le *névrilemme de l'axe nervaire* ou le *névro-*
lemme axial ou central ou l'enveloppe des
organes nerveux parvenus au maximum d'organisation. Les vaisseaux et les nerfs du troisième degré de texture sont donc des *poly-*
histes plus complexes que les précédents.

Nous venons d'indiquer les principaux organes qui forment les deux appareils de l'*en-*
dère ; nous avons reconnu que la grande majorité de ces organes appartient à la classe
des *polyhistes* : il nous reste maintenant à
indiquer les parties constituantes des trois portions principales des appareils du *périère*, et
à constater de même que ces parties sont
des *polyhistes*.

Avant de procéder à l'énumération des organes qui concourent à la formation des appareils du *périère*, nous ferons remarquer que,
quoique tous ces appareils soient réellement
stratifiés ou disposés en couche, on aperçoit
encore la forme rayonnée dans *l'appareil sclé-*
raire qui forme la charpente osseuse des vertébrés. Cette forme qui n'est que subordonnée
dans les muscles ou *sarcs* implantés sur les
parties dures du squelette, disparaît progres-

sivement, surtout à mesure qu'on se rap-
proche de la couche superficielle de la peau
externe ou de l'*épectère*.

L'appareil locomoteur ou le *mésectère*, re-
couvrant immédiatement les axes des appareils
de l'*endère*, formant ensuite les cavités protectrices des sens et des viscères et traduisant
plus ou moins exactement à l'extérieur les
formes de tous ces appareils ; nous pensons
que l'étude physiologique du *mésectère* doit suivre immédiatement celle de l'appareil vasculaire et du nervaire, et précéder celle des
appareils de sensation et de nutrition.

Après avoir indiqué que le *mésectère* ou
appareil locomoteur se compose de parties
dures qui forment l'*appareil scléraire*, et de
parties charnues réunies sous le nom d'*appareil
sarcaire* ; nous avons admis que le premier
de ces deux appareils était divisible en axe
et en rayons, et que les muscles s'implantaient
sur l'axe et sur les rayons. Nous entendons :
1.º par *axe scléraire* (*axisclers*), la série
des organes scléreux (os, cartilages, ligaments) qui forment le vomer, le crâne,
la colonne vertébrale, le sacrum et le coccyx ;
2.º par *rayons scléraires actisclers* (de ἀκτὶν
rayon et de σκληρὸς dur) ou appendices, l'ensemble des organes scléreux ou *sclers* qui,
partant de l'axe, convergent vers la ligne
médiane en avant ou en dessous, ou diver-

gent et restent séparés sur les côtés du tronc.
Les mâchoires et les côtes sont les appendices convergentes ; les membres sont les appendices divergentes.

Nous avons déjà fait remarquer que les capillaires *scléraires* et les capillaires *sarcaires*
n'existent pas.

L'axe scléraire n'est point divisible en *centre scléraire* ou *centroscler* ni en *troncs scléraires* ou *kormoscler*, parce que des fluides
ne se meuvent point dans cet axe comme
dans ceux des appareils de l'*endère*.

Nous divisons *l'axe scléraire* en partie
moyenne qui forme l'étui protecteur de l'axe
nervaire, d'où le nom de *thécoscler* (de
θήκη étui) et en extrémités distinguées en
antérieure ou supérieure, et en postérieure
ou inférieure.

L'étui scléreux comprend, 1.º le rachis ou
les *rachisclers*; 2.º le crâne ou les *craniscler*;
3.º le sacrum ou les *iériscler*. Les autres
pièces *scléreuses* qui, chez l'homme, ne font
point partie de l'étui protecteur de *l'axe nervaire*, sont : 1.º en avant ou en haut les
ethmyniscler * (de εθμος crible et de ὕνις

---

* Le nom d'*ethmovomer* donné par les Zootomistes à
la première vertèbre cranienne, étant hybride, nous l'avons
rectifié en substituant au nom latin le mot ὕνις qui, dans
la langue grecque, signifie vomer.

vomer); 2.º en arrière ou en bas les *coc-cysclers* ou coccyx. Les *rachisclers* ou parties dures qui forment le rachis sont divisibles, dans l'homme et dans plusieurs vertébrés, en parties scléreuses du cou *trachélisclers*, du dos *notisclers*, et des lombes *osphysclers* *. Le tableau indique la correspondance de ces noms nouveaux avec les noms anciens donnés aux vertèbres du rachis.

Les muscles ou *sarcs* de l'axe scléraire, sont divisés en ceux qui en meuvent la partie moyenne et en ceux qui en meuvent les extrémités.

Les moteurs de l'extrémité antérieure ou ethmovomer, (*ethmynisarcs*) n'existent pas. Ceux de l'extrémité postérieure ou muscles du coccyx (*coccysarcs*), manquent rarement et sont plus ou moins développés dans les divers animaux.

Les muscles de l'étui scléreux (*thécosarcs*) se distinguent en moteurs généraux ou muscles du rachis, du crâne et du sacrum, d'où les noms de *rachisarcs*, *cranisarcs* et *iérisarcs*, et en moteurs spéciaux ou muscles du cou, du dos, des lombes, d'où les noms de *tra-chélisarcs*, de *notisarcs*, d'*osphysarcs*.

---

* De ῥάχις spina dorsi, κρανίον crâne, ἱερὸς sacré, τράχηλος cou, νῶτος dos, ὀσφὺς lombes et de σκληρὸς dur,

Les rayons scléraires (*actisclers*) * ou appendices de l'axe scléraire ne peuvent être distingués ni en centripètes ni en centrifuges ; puisqu'ils ne transmettent aucun fluide , il n'y a donc point de *katasclers*, ni de *parasclers*. Quoique M. Geoffroi St Hilaire ait admis des *paraaux* et des *kataaux* ; nous n'avons pu employer ces deux dénominations , parce que dans notre nomenclature les prépositions κα-τὰ *ad* vers , et παρὰ *ab* au loin , sont destinées à indiquer la direction que les vaisseaux et les nerfs donnent à leurs fluides.

Les rayons scléraires sont presque tous en connexion immédiate avec leur axe. Il n'y a que les rayons scléraires divergens, c'est-à-dire , les membres dont les ceintures (épaule et hanche) sont quelques fois tout-à-fait séparées de l'axe ou du sternum , comme on le reconnaît dans l'homme, dans les mammifères et dans les poissons.

Il y a donc des *rayons scléraires synaxes* ou *synaxisclers*, et des *rayons scléraires asynaxes* ou *asynaxisclers*.

---

* De ἀκτὶν rayon et de σκληρὸς dur , nous avons formé le mot *actinsclers*, dont la prononciation trop dure nous a paru exiger la suppression de l'n, et nous avons obtenu le mot *actisclers* qui correspond aux mots *actí-nerfs* et *actisarcs*, formés de la même manière.

La distinction la plus utile dans l'étude des rayons scléraires ou *actisclers*, est celle en rayons ou appendices convergentes et en appendices divergentes.

Les *sclers* des appendices convergentes forment les cavités de la face et celles du tronc qui protégent leurs organes respectifs. Ce sont 1.º les *sclers* des mâchoires, dits *siagosclers* ou *gnathosclers*; 2.º les *sclers* du thorax ou *stéthosclers* * qui comprennent les côtes et le sternum.

Les *sclers* des appendices divergentes ou membres distingués en supérieurs et en inférieurs, comprennent quatre parties principales comparables entre elles. Ici nous avons rangé les os de l'épaule *omosclers* et ceux de la hanche *ancosclers* ou *iliosclers*; ceux du bras et de la cuisse *brachiosclers* et *mérosclers*; ceux de l'avant-bras et de la jambe *probrachiosclers* et *knémosclers*; ceux de la main et du pied *chirosclers* et *podosclers* **.

Les muscles ou *sarcs* des rayons scléraires, ne sont ni centripètes, ni centrifuges, et on

---

* De σιαγών ou de γνάθος mâchoire, de ςῆθος poitrine et de σκληρὸς dur.
** De ὦμος épaule, ἀγκὼν d'où *anca* hanche, βραχίον bras, μηρός cuisse, προβραχίον avant-bras, κνήμη jambe, χεὶρ main, πῦυς ποδύς pied et de σκληρὸς dur.

ne peut admettre des *katasarcs* ni des *para-sarcs*. Leur distinction en *sarcs* des rayons implantés ou non implantés sur l'axe, peut être utile ; on pourrait donc admettre des *sarcs synaxes* et des *sarcs asynaxes*. Mais la subdivision des muscles moteurs des rayons scléraires la plus utile est celle en *sarcs* des appendices convergentes et en *sarcs* des appendices divergentes. Un coup d'œil jeté sur le tableau des muscles des rayons, suffit pour démontrer qu'ils admettent les mêmes distinctions que les rayons scléraires. Nous donnerons l'énumération de tous ces muscles dans le tableau synoptique de l'appareil loco-moteur.

Les organes qui forment l'appareil locomoteur ou le *mésectère* présentent aussi les trois degrés de texture.

Au minimum d'organisation, un organe scléreux du squelette est formé de tissu fibreux ou *hyposcléreux*. Tel est le ligament rotulien chez l'homme, etc. On n'aperçoit point autour des ligamens ou *desmes* une enveloppe analogue au périoste et au périchondre ; il n'y a donc point de *péridesme*.

Au médium d'organisation, un organe scléreux du squelette présente deux modifications : tantôt il est formé de tissu cartilagineux ou *protoscléreux*, et on aperçoit à l'extérieur un enveloppe de tissu fibreux connue sous le nom de *périchondre* ; la dénomination de *chon-drolemme* ou de *protosclérolemme* nous paraît préférable à l'ancienne ; tantôt l'organe sclé-reux du squelette est composé de tissu osseux ou *deutoscléreux* formant une couche contournée en cylindre creux (os longs), ou deux lames séparées par des cellules di-ploïques (os larges) , ou une couche mince revêtant un tissu spongieux (os courts). La cavité du cylindre (canal médullaire) , les cellules diploïques et celles du tissu spon-gieux , sont revêtues par une membrane de tissu cellulaire ou *protomuqueux* , nommée membrane médullaire ; la ténuité de cette mem-brane augmente tellement qu'il semble qu'elle a disparu dans les cellules diploïques , dans celles du tissu spongieux , mais la vascularité y est plus grande. A ces deux premières couches de l'os , se joint en dehors une troisième de tissu fibreux ou *hyposcléreux* , connue sous le nom de *périoste* : nous avons remplacé ce nom par celui de *ostéolemme* ou *deuto-sclérolemme.*

Les régions de l'appareil scléraire , qui pré-sentent le troisième degré de texture ou le maximum d'organisation , sont les articulations à surfaces contiguës , et plus ou moins mobiles. On observe en effet , que les portions arti-culaires des os , sont formées de tissu spon-gieux qui renferme les prolongemens de la

9

membrane médullaire, et qui est recouvert d'une lame mince de tissu compacte et d'un enduit car- tilagineux à fibres perpendiculaires. Entre les surfaces articulaires, existent quelquefois des lames de tissu fibro-cartilagineux diversement figurées. Les portions articulaires des os ou *arthrosclers*, sont unies au moyen d'une en- veloppe formée de trois couches. La couche extérieure est d'un tissu fibreux ou *hyposclé- reux* ; elle correspond au feuillet fibreux du péricarde et à la dure-mère ; elle est quelque- fois sous forme de lames séparées ou de cordons qui sont les ligamens des os ou *os- téodesmes* ou *deutosclérodesmes*. Une couche de tissu cellulaire sous-synovial, plus ou moins graisseux dans certains points, s'observe au- dessous de la précédente et la sépare d'une lame mince de tissu *scléromuqueux* formant un sac synovial. Ces deux dernières couches correspondent, l'une au tissu sous-séreux du péricarde et à la pie-mère, l'autre à l'archnoïde et au feuillet séreux de l'enveloppe du cœur.

L'enveloppe extérieure des organes scléreux parvenus au maximum d'organisation, qu'il convient de désigner sous le nom d'*arthro- lemme*, correspond évidemment, sous le rap- port de la texture complexe, à l'*angiolemme* et au *névrolemme* des organes *angéieux* et *nerveux* parvenus au maximum d'organisation.

Les muscles ou *sarcs* présentent de même les trois degrés de texture.

Un seul corps charnu, sans fibres tendineuses, et pourvu d'une enveloppe de tissu cellulaire peu distincte du tissu cellulaire environnant, forme les muscles du squelette au minimum d'organisation : ces muscles ne sont encore que des *monohistes*.

Un corps charnu, des fibres tendineuses entremêlées avec les fibres charnues ou formant un tendon plus ou moins long, une enveloppe celluleuse plus dense, quelquefois une aponévrose partielle ou lame de tissu *hyposcléreux*, telles sont les parties constituantes des muscles au médium d'organisation : ces muscles sont évidemment des *polyhistes*. Les tendons ou ligaments des muscles reçoivent dans notre nomenclature, le nom de *sarcodesmes* (de δέςμα ligament et de σὰρξ chair, muscle).

Enfin, au troisième degré de texture, outre le corps charnu, l'enveloppe celluleuse, les tendons, les muscles offrent encore des synoviales, des gaines fibreuses, des os sésamoïdes et des enveloppes aponévrotiques communes à un grand nombre d'entre eux.

Nous devons faire remarquer que les enveloppes des corps charnus (muscles ou sarcs) que nous désignons sous le nom de *sarcolem-*

mes, de (σὰρξ chair et de λέμμα enveloppe) sont formées tantôt par le tissu cellulaire, tantôt par deux couches l'une de tissu cellulaire, l'autre de tissu fibreux ou *hyposcléreux*, tantôt enfin il se joint aux deux couches précédentes une membrane synoviale; et alors l'analogie des *sarcolemmes* avec les *angiolemmes*, les *névrolemmes* et les *sclérolemmes* est admissible.

D'après ce que nous venons de dire sur la texture des organes scléreux et sarceux qui forment l'appareil locomoteur ou *mésectère*, il est évident que si quelques *sclers* et quelques *sarcs* de cet appareil sont encore des *monohistes*, tous les autres sont de véritables *polyhistes*.

Les parties constituantes des trois portions principales des appareils du *somectère*, ne se prêtant point toutes nettement à des distinctions et à des subdivisions, nous avons indiqué, dans les colonnes des appareils de la taction, de la vision et de l'audition, les *polyhistes*, les *monohistes*, et les *exhèmes* qui concourent à les former. Cette partie du tableau est donc destinée à indiquer comparativement l'organisation des trois appareils de sensation formés par le *somectère* ou couche superficielle de la peau externe.

Les corps en relation normale avec chacun des trois appareils de sensation qui siégent à la peau externe, étant de nature très-différente ou analogue, nous observerons de très-grandes différences et des analogies dans la disposition générale et surtout dans l'organisation.

En effet, l'*aptectère* ou appareil de la taction est évidemment une vaste membrane, qui recouvre les couches de l'appareil locomoteur et représente une sorte de sac qui se moule sur les formes de cet appareil. Au voisinage des ouvertures naturelles qui conduisent aux deux autres *ectères* et aux *entères*, cet appareil se modifie et leur fournit des parties accessoires qu'il convient d'indiquer ici seulement.

Le *photectère* ou appareil de la vision et l'*échonectère* ou appareil de l'audition, sont au contraire de véritables instrumens d'optique et d'acoustique, placés dans le voisinage de l'encéphale et si rapprochés de lui qu'on pourrait se refuser à admettre leur situation dans la peau externe, surtout à l'égard de l'oreille interne fortement enclavée entre les os du crâne. Mais nous reviendrons sur ce sujet dans le tableau synoptique du *somectère*, on y trouvera solidement établis les principes de notre classification des appareils, malgré certaines aberrations qui ne sont qu'apparentes et qui viennent elles-mêmes à l'appui des principes établis.

Examinant ici comparativement, sous le

rapport de l'organisation , les portions dites
aisthésiales ou *aisthèses* , parties essentielles
d'un sens ; celles dites *stégiales* ou *stèges* ou
tutamina , parties servant à la protection ;
celles enfin que nous avons nommées *légiales*
ou *lèges* ou *colligia* ou parties servant au
recueillement ; nous nous bornerons à indiquer les parties constituantes de ces trois
portions principales des appareils du *somectère*.

L'*aptaisthèse* ou le sens du toucher , est
un tégument mu par des *sarcs* ou muscles
connus sous le nom vulgaire de peauciers.

Le *photaisthèse* ou sens de la vue , et l'é-
chonaisthèse ou *phonaisthèse* , oreille interne
ou sens de l'ouïe , sont des *phanères* ; le
premier est mu par des *sarcs* ou muscles
du globe de l'œil ; le second, étant immobile,
n'est point pourvu de muscles.

Ces trois sens , c'est-à-dire, l'*aptaisthèse* ,
le *photaisthèse* et l'échonaisthèse , sont composés de couches ou parties qui sont de
nature 1.° scléreuse , 2.° angéieuse , 3.° nerveuse , 4.° muqueuse ou cellulaire.

La couche scléreuse de ces trois sens , est
désignée dans l'ancienne nomenclature sous
des noms différents ; elle est connue sous le
nom de derme dans le sens du toucher , sous
celui de sclérotique dans le sens de la vue
et sous celui de labyrinthe osseux dans l'o-
reille interne ou sens de l'ouïe.

Le derme et la sclérotique dont le tissu est fibreux ou *hyposcléreux*, dans l'homme et dans
plusieurs animaux , sont évidemment cartilagineux ou renferment des pièces osseuses dans
quelques espèces , et diffèrent moins alors du
labyrinthe dont la *sclérosité* est toujours plus
grande que celle de ces deux analogues.

La couche angéieuse prend le nom de
rézeau vasculaire dans le sens du toucher
celui de choroïde et d'iris dans le sens de
la vue ; elle n'a point reçu de nom spécial
dans le sens de l'ouïe ou oreille interne, parce
que les vaisseaux qui y abordent sont moins
abondants et y forment un rézeau moins
apparent que dans les autres sens.

La couche nerveuse a reçu le nom de corps
papillaire dans l'*aptaisthèse*, celui de rétine et
de nerfs iriens dans le *photaisthèse*. Les ramifications du nerf acoustique sont l'élément
organique nerveux du sens de l'ouïe.

La quatrième couche formée par le tissu
cellulaire ou muqueux, est connue, dans le
sens du toucher, sous le nom de corps muqueux de Malpighi. Cet élément muqueux ou
cellulaire se condense dans l'œil et y forme
trois membranes dites hyaloïde, crystalline et
membrane de l'humeur aqueuse ; ce sont celles
qui sécrètent les humeurs de l'œil. Le tissu
muqueux ou cellulaire de l'oreille interne y
forme aussi des membranes dites des canaux

demi-circulaires, du limaçon et du vestibule
qui sécrètent les humeurs de l'oreille.

Outre ces quatre couches plus ou moins
distinctes, on trouve dans chacun des trois
sens du *somectère*, des produits que nous avons
rangés parmi les *exhèmes*.

Ces produits sont au nombre de trois,
savoir : le pigmentum ou une matière colo-
rante *chroméon*, l'épiderme ou mucus albu-
mineux concret *mucéon* et des fluides perspi-
ratoires ou humeurs de densité variable.

Le pigmentum et l'épiderme sont disposés
en couches dans le sens du toucher. Le pigmentum forme l'enduit choroïdien dans le
sens de la vue où l'épiderme n'existe point.
La cornée est à nos yeux le segment antérieur et transparent de la sclérotique ou
cornée opaque. Le pigmentum et l'épiderme
manquent aussi dans l'oreille interne. L'humeur
perspiratoire du sens du toucher, est excré-
tée et n'entre point comme élément dans son
organisation. Il n'en est pas de même des
humeurs de l'œil et de l'oreille qui sont re-
tenues dans la cavité du *phanère*; ces humeurs
sont 1.º l'humeur vitrée ou *hyaléon de l'œil*
et l'humeur gélatineuse ou *hyaléon de l'oreille*;
2.º l'humeur condensée ou stéréon, dite dans
l'œil, crystallin ou *stéréon de l'œil*, et dans
l'oreille, matière amylacée ou crétacée ou
stéréon de l'oreille; 3.º l'humeur aqueuse ou

hydréon dite humeur aqueuse dans l'œil ;
hydréon de l'œil, et lymphe de Cotunni dans
l'oreille , *hydréon de l'oreille.*

Les tutamina ou *stèges* des trois sens du
somectère, présentent de même des différences
et des analogies dans leur structure.

Parmi les *tutamina cutis* ou *aptostège*s, on
doit ranger 1.° le pigmentum et surtout l'é-
piderme épaissi ; 2.° des organes accessoires ,
(cryptes et phanères). Les premiers sont *smegmapoiètes* ou sécréteurs de *smegméon* ou humeur sébacée ; ce sont les follicules sébacipares
ou sébacés. Dans quelques animaux , les cryptes
cutanés sont mucipares ou *muxéopoiètes.* Enfin
dans quelques espèces seulement (éléphant ,
pécari , crocodyle) une région de la peau
externe est lubrifiée par un fluide glandulaire
dont le canal excréteur n'admet point la
distinction en *enphore*, en *cyste* et en *ecphore.*

Les phanères protecteurs du sens du toucher
sont des bulbes pilipares ou *trichéopoiètes* ou
sécréteurs des poils , ou des organes *unguipares*
ou *onychéopoiètes*, sécréteurs des ongles , des
griffes , des sabots.

Les *tutamina oculi* ou *photostège* et les
tutamina auris ou *échonostège* sont des régions
de la peau externe, modifiées pour protéger
le sens de la vue et celui de l'ouïe.

La peau externe qui avoisine le globe de
l'œil ou peau oculaire , forme seule ces

10

voiles cutanés, connus sous le nom de paupières.

La peau externe et la peau interne concourent l'une et l'autre à former au-devant
de l'oreille interne un appareil tympanaire ou
tympan.

Les parties constituantes des *tutamina oculi*
et des *tutamina auris* sont, 1.° des muscles
ou *sarcs* (muscles des paupières , muscles
du tympan); 2.° des parties dures ou *sclers*
(cartilages tarses des paupières , osselets de
l'ouïe); 3.° une peau fendue ou non fendue ,
ayant trois couches : une externe, peau sébacée
ou *smegméeuse* dans les paupières, non *smegméeuse* dans le tympan; une moyenne de tissu
fibreux (ligament palpébral) ou cellulaire condensé (membrane du tympan); une interne ou
peau muqueuse ou *muxéeuse* dans les paupières
et dans le tympan, excepté la portion sèche
qui forme le feuillet interne de la membrane
tympanaire.

Les paupières sont pourvues de cryptes et
de phanères. Les cryptes sont, les uns *smegmapoiètes* (glandes de Meibomius), les autres *muxéopoiètes* ou cryptes mucipares. Une
troisième espèce de cryptes forme la glande
lacrymale ou le *dacryopoiète*, dont l'appareil excréteur est en rapport avec les fosses
nasales ou l'*osmentère*, par un prolonge-
ment de la peau interne que nous avons nom-

mé *entère* pour le *dacryon* ou *dacryentère*
ou voies lacrimales ; cet appareil comprend :
1.º les *dacryenphores*, conduits lacrimaux ; 2.º
le *dacrycyste*, sac lacrimal ; 3.º le *dacryecphore*,
canal nasal. Ce qui est très-remarquable dans
la membrane tympanaire, c'est l'absence des
cryptes *smegmapoïètes* ou sébacipares, et des
muxéopoïètes, ou mucipares, ainsi que l'existence
d'un appareil analogue aux voies lacrimales, malgré l'absence d'une glande dans le tympan : cet
appareil, connu sous le nom vulgaire de
trompe d'Eustache et de caisse du tympan,
a reçu dans notre nomenclature une dénomination indiquant sa fonction ; c'est l'*otanémentère* ou *voies otanémales*, subdivisibles en
otanémophore, trompe d'Eustache, et en *otanémocyste*, caisse du tympan.

Les phanères des paupières sont des bulbes
pilipares ou *trichéopoïètes*. Les poils, sécrétés
par ces organes, sont connus sous les noms
de sourcils et de cils. L'appareil tympanaire
est dépourvu de phanères pilipares.

La portion de l'*aptectère* servant au recueillement des corps tactiles ou l'*aptolège*, est
empruntée aux membres qui se terminent par
des organes préhenseurs ou mains ; c'est le
substratum de la peau des mains, c'est-à-dire,
les os et les muscles moteurs de la main, qui
forme l'*aptolège* ou les *colligia corporum
tactilium*.

Le *photolège*, ou portion du *photectère* destinée au recueillement de la lumière, n'existe
point au-devant et en dehors des *tutamina
oculi*. Il n'y a point au-devant de l'œil de
cornet optique, analogue à un cornet acoustique que nous observerons dans l'appareil de
l'audition; mais la cornée transparente, l'iris
et les paupières concourent, chacune à sa
manière, au recueillement de la lumière.

La portion servant au recueillement du son
ou l'*échonolège* existe isolément, distinctement,
et doit être considérée comme une région de
l'*aptectère* qui se modifie pour concourir à
une sensation spéciale. L'*échonolège* ou *phonolège* (oreille externe) est composé de parties
1.° *scléreuses* (cartilages et ligamens de l'oreille
externe); 2.° *sarceuses* (muscles extrinsèques
et intrinsèques du pavillon); 3.° cutanées (peau
auriculaire): cette dernière est pourvue, 1.° de
cryptes smegmapoïètes, sébacipares ou sébacés
(glandes cérumineuses); 2.° de phanères pilipares ou *trichéopoïètes.*

L'énumération des parties qui constituent les
trois portions principales des appareils du
somectère, suffit pour prouver que ces trois
portions sont des organes très-compliqués et
résultant de la combinaison de parties soit
monohistes, soit polyhistes, avec certains
exhèmes.

Nous croyons devoir faire remarquer que,

malgré la complication réelle des appareils
du *somectère*, leurs parties constituantes ne
sont, en dernier résultat, que des portions
de tissus *sarceux*, *scléreux* et *muqueux* ou
cellulaires disposées en couches plus ou moins
apparentes; ces couches sont combinées avec
la portion périphérique de l'appareil angéiaire
et du nervaire. Les formes variées des organes qu'elles constituent, se réduisent à deux
principales : 1.° celle de sac ou enveloppe
totale du corps (peau); 2.° celle de poches avec ou sans ouverture extérieure (cryptes et phanères). C'est à la surface de l'enveloppe totale du corps (peau) et dans l'intérieur des poches (cryptes et phanères),
que le corps muqueux qui est la couche organique la plus externe de la peau, exhale
les divers *exhèmes* solides ou fluides qui font
partie de l'organe ou qui sont excrétés. En
effet, la peau sécrète à sa surface, 1.° de pigmentum (chroméon); 2.° un mucus albumi-
neux qui forme en se concrétant, l'épiderme ou *mucéon*; et 3.° la transpiration cutanée externe ou *hygréon de l'ectère*. Nous
avons vu 1.° que les cryptes sont les uns
sébacipares ou *smegmapoiètes*, les autres mucipares ou *muxéopoiètes*, et que d'autres encore
sont lacrimipares ou *dacryopoiètes*; 2.° que
les phanères sont pilipares ou *trichéopoiètes*,

unguipares ou *onychéopoïètes*, et multipares
ou *polypoïètes*.

Ces phanères multipares ou *polypoïètes*, sont
le globe de l'œil et le labyrinthe de l'oreille.
Ces organes sécrètent en effet, dans leurs cavités, plusieurs produits qui y sont retenus,
parce que leur ouverture de communication
avec le monde extérieur est fermée par des
membranes plus ou moins denses. Nous avons
trouvé dans le globe de l'œil 1.º le pigmentum choroïdien (*chroméon optique*), 2.º
l'humeur vitrée (*hyaléon optique*), 3.º l'humeur condensée ou crystallin (*stéréon optique*),
4.º l'humeur aqueuse (*hydréon optique*). Nous
avons observé dans l'oreille interne trois produits analogues aux humeurs de l'œil, qui
sont : 1.º l'humeur gélatineuse (*hyaléon acous-*
tique), 2.º la matière crétacée (*stéréon acous-*
tique), 3.º la lymphe de Cotunni (*hydréon*
acoustique).

Peut-on admettre dans les parties constituantes des portions principales des appareils
du *somectère*, un minimum, un médium et
un maximum d'organisation ? Nul doute,
puisqu'on peut constater que l'organisation
est plus simple ou plus compliquée dans tel
appareil de sensation que dans tel autre, puisqu'on peut étudier chaque appareil de sensation dans toute la série animale et dans les
diverses phases de son développement; mais

les bornes que nous nous sommes prescrites dans ce mémoire, nous font un devoir de renvoyer au tableau synoptique du *somectère* pour les développemens ultérieurs.

Après avoir énuméré comparativement, dans les appareils du *somectère*, les parties constituantes de leurs portions principales dites *aïsthèses* (sensus), *stèges* (tutamina), *lèges* (colligia); nous devons examiner d'abord dans les appareils du *pèrière interne*, si leurs portions principales dites *enphores*, *cystes* et *ecphores* se prêtent ou se refusent à des subdivisions naturelles. Nous indiquerons ensuite si la texture des organes très-variés qui concourent à former les appareils de l'*entère*, donne lieu aux mêmes considérations générales que dans les appareils de l'*endère* et dans ceux de l'*ectère*.

L'*enphore* de l'*aérentère* (voies aériennes) et celui du *bromentère* (voies alimentaires), se divisent naturellement en trois portions secondaires. Dans l'*aerphore*, ces portions secondaires sont : 1.º l'*osmentère* ou appareil d'olfaction déjà indiqué en énumérant tous les appareils de sensation; 2.º le *bromaérentère* ou pharynx, organe commun aux voies aériennes et aux voies alimentaires comme l'indique son nom ; 3.º l'*anémentère* ou *entère* pour le vent ou courant d'air qui entre dans le poumon et en sort. Nous avons déjà vu que l'*osmentère* se subdivise en *osmaïsthèse* ou sens pour les odeurs, en *osmostège* ou tutamina sensus olfactivi, et en *osmolège* ou colligia odorum. Nous ferons observer que le pharynx ou *bromaérentère* ne se subdivise point, mais que l'*anémentère* présente deux portions bien distinctes sous le rapport de leurs fonctions; son extrémité supérieure ou sa partie moyenne se modifie pour se transformer en appareil de *phonation* : c'est cette portion qu'on nomme vulgairement *larynx*; nous l'avons désigné sous le nom de *phonentère*, c'est-à-dire, *entère* où se fait la voix, *entère pour la voix*; on pourrait aussi l'appeler *phonergue* *. La deuxième portion de l'*anémentère* ne servant qu'à transmettre le courant d'air ou vent, mérite le nom d'*anémophore* ou porte-vent que nous lui avons donné.

Les trois portions secondaires qui, dans le *bromenphore* ou portion *enphore du bromentère*, correspondent à celles que nous venons d'observer dans l'*aerphore* sont : 1.º le *geusentère* ou appareil de gustation subdivisible, comme nous l'avons déjà dit, en *geusaisthèse* ou sens pour le goût, en *geusostège* ou tutamina sensus gustativi et en *geusolège* ou colligia corporum sapidorum, ayant pour annexes les voies salivaires ou *sialentère*, qui comprennent les

---

* De φωνή voix et de ἐργάω j'opère.

sialopoïètes et les *sialophores* ; 2.° le *bromaé-rentère* ou *bromaerphore* (pharynx) organe commun à l'*aerphore* et au *bromenphore* ; 3.° le *bolentère* (œsophage) ou *entère* pour le bol alimentaire qui est formé dans la cavité buccale. Le *bolentère* peut-il être regardé, dans son extrémité supérieure, comme l'organe où se forment les éructations ou bruits produits par les gaz qui sortent de l'estomac, et ceux qui s'y introduisent par cette voie ; dans ce cas l'extrémité supérieure du *bolentère* ou œsophage, correspondant à l'extrémité supérieure de l'*anémentère*, mériterait le nom d'*érygmentère* * ou *entère* pour les éructations. La deuxième portion du *bolentère* ou tout le *bolentère*, peut encore être nommée *bolenphore*.

Les *enphores* de l'*urentère*, du *spermentère*, de l'*oonentère*, du *galentère* ne sont point subdivisibles en trois portions : 1.° parce que les corps qui les parcourent, venant de l'intérieur de l'organisme, n'ont pas besoin d'être explorés par un appareil de sensation ; 2.° parce que ces corps ne traversent point un organe commun à deux *entères* ; 3.° parce qu'enfin ces corps, pendant leur trajet dans l'*enphore*, ne subissent point de changement indiqué par un nom particulier.

Cependant l'*oonenphore* ou portion *enphore*

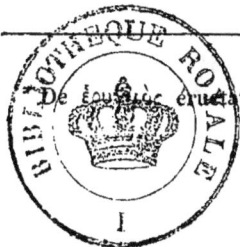

De ἐρυγή éru, tation et de ἔντερον entère.

11

de l'*oonentère*, se distingue des *enphores* des trois autres appareils du *métentère* ou appareil génito-urinaire : 1.º en ce qu'il n'est point comme eux continu à son organe sécréteur ou *poiète* ; 2.º en ce que l'organe qui saisit le germe au moment où il se détache de l'ovaire, peut, en raison de sa texture érectile, être regardé comme un appareil de sensation rudimentaire et mériterait alors le nom d'*oonaisthèse*, sens pour l'*oon* ou œuf ou germe, et celui d'*oonlège* ou organe servant au recueillement de l'œuf ou germe ; et en effet, si cet organe ne remplit point sa fonction, il y a grossesse extra-utérine abdominale ; 3.º en ce que l'*oon* ou germe paraît subir, dans la trompe de Fallope, des modifications importantes qui lui méritent déjà le nom d'*embryon*, d'où le nom d'*embryentère* ou *embryenphore* qu'on peut donner à cette deuxième portion de l'*enphore* des voies *ooniques*.

L'urine, le sperme, le lait, passent directement des radicules de leurs excréteurs dans leur canal *enphore* continu à la glande et ne subissent point de changement notable : aussi l'ancien langage anatomique et celui que nous proposons se refusent-ils à des spécifications qui n'existent point réellement.

Les portions *cystes* de l'*aérentère* et du *bromentère* ne se subdivisent point ; mais les corps qui y séjournent y subissant des chan-

gemens notables et indiqués par des noms que
nous fournit l'ancien langage anatomique, nous
avons cru nécessaire d'indiquer cette spécification, aussi avons-nous donné : 1.° aux *aercystes*, le nom de *pneumentère* (poumon);
c'est-à-dire, *entère* où se fait le *pneuma* ou
pabulum vitæ; 2.° au *bromacyste*, celui de
chymentère (estomac) *entère* où se fait le
chyme.

On reconnaîtra dans le tableau, que l'*uro-
cyste* (vessie urinaire), les *spermacystes* (vésicules spermatiques), les *galacystes* (vésicules lactiques), ne peuvent être spécifiés par
des noms correspondants à ceux de *pneumentère* et de *chymentère*. Mais l'*ooncyste* ou matrice ou utérus, faisant subir au germe ou à
l'embryon les changemens et les développemens les plus notables parmi tous les phénomènes organiques, nous avons dû consacrer
cette spécification par le nom de *gonentère*,
c'est-à-dire, *entère* pour le fœtus (γονὴ fœtus).

L'examen comparatif des *ecphores*, dans les
divers *entères* nous donne les résultats suivants : 1.° point d'*ecphore* dans l'*aérentère*
comme nous l'avons déjà vu; 2.° subsubdivi-
sion du *bromecphore* en *chylentère* et en *coprentère*. Le premier (intestin grêle) est l'*entère*
pour le chyle. Il a pour annexes les organes
et voies dites biliaires et pancréaires ou *cho-*

léentère et *pancréentère*, qui comprennent le *cholépoïète* (foie) et les *choléphores*, le *pancrépoïète* (pancréas) et les *pancréphores*. Le second (gros intestin) est l'*entère* pour l'excrément; on peut le subdiviser en *coprenphore*, en *coprocyste* et en *coprecphore*; 3.° les *ecphores* de l'*urentère* et du *spermentère* versent leur fluide à l'extérieur par un canal commun que nous avons nommé *urospermecphore* (urètre), pour le distinguer des portions dites *urecphore* et *spermecphore* qui ne livrent passage qu'à l'urine ou qu'au sperme; 4.° l'*oonecphore* mérite, pendant l'accouplement, le nom d'*androlège*, correspondant à celui de vagin; lors de l'expulsion du fœtus, c'est un véritable canal *pédecphore* ou canal excréteur de l'enfant naissant. L'*oonecphore* n'a point de portion commune à l'excrétion de l'urine et à la sortie du produit de la génération; 5.° les *galecphores* n'ayant point de portion commune à l'excrétion du lait et d'un autre fluide, et ne faisant subir au lait qui les traverse aucun changement, n'ont point reçu d'autre dénomination.

Tous les *ecphores* se continuent aux ouvertures naturelles avec l'*aptectère* ou appareil du toucher général. Lorsque l'excrétion nécessite le rapprochement de deux individus, il y a à l'extrémité de l'*ecphore* un appareil de sensation spéciale, formé principalement par un organe excitateur ou *sensus* ou *aisthèse*, accompagné de *tutamina* ou *stèges* et de *colligia* ou *lèges*, que nous avons déjà indiqués en énumérant les appareils de sensation. Les trois appareils de sensation qui excitent à l'excrétion génératrice, sont des régions de l'*aptectère* modifiées pour le but du contact génital; nous les considérons comme de véritables annexes des trois appareils de la génération et nous nous bornons à rappeler ici que nous les désignons sous des noms qui indiquent leurs fonctions.

En effet, l'appareil copulateur du mâle, placé à la suite du *spermentère* a reçu le nom de *gynectère*, c'est-à-dire, *ectère pour la femelle*; et nous l'avons divisé en *gynaisthèse* ou sens pour la femelle (verge), en *gynistège* ou tutamina du *gynaisthèse* (fourreau, prépuce) et en *gynolège* ou colligia du clitoris. Cette troisième portion du *gynectère* est le scrotum qui, au lieu de former deux grandes lèvres, a passé à d'autres usages et s'est transformé en bourses ou *orchistège*, c'est-à-dire, en organe protecteur des testicules. L'appareil copulateur de la femelle, placé à la suite de l'*oonentère* est l'*andrectère*, c'est-à-dire, un *ectère pour le mâle*. Cet appareil est aussi subdivisible en *andraisthèse* ou sens pour le mâle (clitoris), en *andristège* ou tutamina de l'*andraisthèse* (petites lèvres, prépuce du clitoris) et en *androlège* ou *colligia pénis* ou parties servant au recueillement de l'organe excitateur du mâle (grandes lèvres, vagin).

L'appareil lactateur de la nourrice désigné
sous le nom d'*ectère* pour le nourrisson ou
trophimectère ou *trophectère*, comprend de
même trois autres parties, savoir : le *trophimaisthèse* ou *trophaisthèse* ou sens pour le
nourrisson (mamelon); le *trophimistège* ou
trophistège ou tutamina du *trophaisthèse* (aréole,
prépuce du mamelon) et le *trophimolège* ou
tropholège ou *colligia alumni* ou parties servant au recueillement du nourrisson. Cette
troisième portion du *trophimectère* est la peau
mammaire qui, dans le plus grand nombre
des mammifères, recouvre et protège la glande
mammaire, d'où le nom de *mastostège*. Mais
dans les marsupiaux cette peau mammaire forme
la bourse qui recueille et protège les nour-
rissons. La bourse des didelphes, au lieu d'ê-
tre une seconde matrice, n'est, dans notre
théorie, autre chose qu'un *trophimolège* ou
appareil propre à recueillir le nourrisson.

Telles sont les subdivisions naturelles auxquelles se prêtent ou se refusent les portions
principales des appareils de l'*entère* ou peau
interne. Quoique, dans le langage anatomique
usité de nos jours, les parties secondaires de
ces appareils soient désignées par des noms
plus ou moins scientifiques; on reconnaît
facilement l'impossibilité de faire servir ces
dénominations pour exprimer les rapports
et les analogies des divers organes qui con-

courent à former tous les appareils de la peau
interne. Si les rapports résultants des rapprochemens nouveaux que nous avons faits sont
vrais, il en résulte la nécessité de les fixer par
des noms nouveaux; de là donc découle le besoin
de réformer cette partie du langage anatomique.

Envisagées sous le rapport de leur texture,
les parties constituantes des portions principales des appareils de l'*entère*, donnent lieu
aux remarques suivantes : 1.º toutes sont des
polyhistes et résultent, comme tous les organes
du *somectère*, de la combinaison des *monohistes* entre eux et avec des *exhèmes;* 2.º ces
monohistes, ces tissus simples sont disposés en
couches et forment la portion interne de l'enveloppe générale du corps et des poches (*cryptes*, *phanères*) qui en sont les organes accessoires ; 3.º ces couches sont toutes animées et
vivifiées par les vaisseaux et les nerfs dont la
portion périphérique entre comme élément
dans leur organisation.

Notre intention n'est point d'énumérer ici comparativement dans tous les *entères*, les diverses
couches essentielles et leurs organes accessoires;
nous voulons seulement faire pressentir que
les divers élémens organiques sont modifiés,
dans chaque *entère* et dans chaque région d'un
entère, pour le but de sa fonction principale
et pour celui de ses diverses fonctions plus
ou moins subordonnées.

Nous exposerons toutes ces modifications de la texture de la peau interne, dans les mémoires des tableaux synoptiques des appareils désignés sous les noms nouveaux d'*aérentère*, de *bromentère*, d'*urentère* et de *zoonentère*.

On doit admettre également que les *entères* présentent un maximum, un médium et un minimum de texture. Pour constater dans les parties de ces appareils ces trois degrés de leur organisation, il suffit : 1.º de comparer dans l'adulte les *entères* les plus simples aux *entères* de plus en plus complexes ; 2.º d'étudier chaque *entère* pendant toutes les phases de son développement ; et 3.º de comparer les *entères* des animaux les plus inférieurs à ceux des animaux de plus en plus élevés dans la série. Le cadre resserré dans lequel nous avons exposé la théorie des *entères*, ne nous a point permis d'énumérer dans le tableau les couches et les organes accessoires qui les constituent. L'indication simple du maximum, du médium et du minimum de la texture des *entères*, nous entraînerait trop loin ; nous renvoyons donc aux mémoires indiqués les développemens qu'exige cette partie de notre travail.

Résultats généraux.

L'énumération des parties constituantes des appareils, faite dans l'ordre suivant lequel

elles se présentent à l'observation , et un coup
d'œil rapide jeté sur leur texture doivent suffire
pour prouver que presque toutes ces parties sont
des *polyhistes* et que leurs séries naturelles constituent les appareils dont les combinaisons
forment les divers organismes animaux. Dans
les corps vivants dont l'organisation animale
n'est plus douteuse, c'est-à-dire, à partir des
animaux qui ont une cavité digestive jusqu'à
l'homme, tout l'organisme ayant été réduit à
deux grands ensembles dont le premier comprend tous les appareils enveloppants, et dont le
second se compose des appareils enveloppés, nous
avons pu diviser l'organisme de l'homme et celui
des animaux supérieurs en deux grands ensembles ou groupes d'appareils. Nous avons ensuite
établi des groupes secondaires d'appareils, et
ramené le nombre de ces derniers à douze
principaux ou de premier rang qui occupent les
douze colonnes principales du tableau et auxquels sont subordonnés dix appareils que nous
avons placés dans le lieu que prescrit leur subordination. Enfin, après avoir énuméré tous les corps
en relation normale avec chacun de ces appareils
et indiqué leur source , nous avons cherché à
établir une méthode générale pour l'étude de
tous ces appareils, et nous avons vu que la plu-
part ou du moins que les appareils plus ou
moins importants dans l'organisme comprenaient
trois portions principales. Nous eussions pu

12

cependant n'admettre que deux portions principales dans chaque appareil : les appareils
rayonnés auraient été divisés en axe et en
rayons ayant une extrémité axiale et une extrémité micrale ou non micrale, c'est-à-dire,
capillaire ou non capillaire. Nous eussions pu
réduire les appareils de sensation à une partie
essentielle ou *aisthèse* et à une portion ac-
cessoire ou *stège*, chargée de protéger l'organe
et de recueillir l'excitant de la fonction. Enfin
les appareils de nutrition n'auraient eu qu'un *enphore* et qu'un *cyste* pourvu ou non pourvu
d'*ecphore*. Mais devant procéder dans notre
travail du mieux connu au moins connu, c'est-
à-dire, de l'homme adulte, à l'embryon et
aux animaux inférieurs, nous avons pris pour
point de départ les appareils les plus complexes;
et nous aurons à démontrer que les distinctions qui leur sont applicables, tendent à dis-
paraître progressivement dans les appareils moins
développés, et qu'enfin elles ne sont plus admis-
sibles dans les appareils les plus simples. Nous
avons ensuite subdivisé les portions principales
des appareils en portions secondaires, et établi,
entre ces dernières, de nouvelles distinctions
d'après des caractères plus ou moins importants
et tous reconnus valables. Ces subdivisions,
poussées plus ou moins loin, nous ont fait arriver aux portions qu'on nomme vulgairement
organes, et nous avons constaté que presque tous

ces organes sont des *polyhistes*. En même temps que nous indiquions tous ces organes, nous établissions des rapprochemens, à l'aide desquels nous préparons les voies à l'intelligence de leurs rapports et de leurs différences, ou de leur homologie et de leur hétérologie. Ces rapprochemens ont toujours été faits en envisageant successivement les organes sous le double point de leur vue, de leur action et de leur texture, qne nous avons dû nous borner à indiquer, attendu qu'à l'étude spéciale seule, des appareils organiques, appartiennent des détails qui eussent été déplacés ici.

Nous allons maintenant diriger notre attention sur les résultats de l'indication, 1.º des corps en relation avec les appareils ; 2.º des sources des corps en relation spécificatifs des divers appareils. Nous joindrons à ces résultats ceux que donnent 1.º l'étude comparative des portions des appareils ; 2.º l'examen de leurs fonctions propres et réciproques, et nous terminerons par des corollaires.

Quelque nombreux, quelque variés que soient tous les corps extérieurs en relation normale avec les divers appareils organiques, nous les avons ramenés à neuf chefs qui sont : 1.º le milieu ambiant, fournissant un appui ou sol et une atmosphère liquide ou gazeuse ; 2.º tous les corps tactiles distingués en solides, en liquides et en gazeux ; 3.º une substance non tactile, rangée

Résultats de l'indication des corps extérieurs en relation avec les appareils.

parmi les corps impondérables, qui produit sur
l'appareil de la vision, les effets dits *lumière*,
couleurs, etc.; 4.° le mouvement vibratoire des
corps nommé son; 5.° l'air, véhicule des odeurs,
et modifié pendant son trajet et son séjour dans
les voies aériennes; 6.° les alimens, véhicule des
saveurs, et subissant des élaborations, d'où
résulte leur transformation en *chyle*, ou premier
état des fluides circulatoires, et en fèces, ou
résidu combiné avec l'excrétion biliaire; 7.°,
8.° et 9.° enfin, les organes excitateurs du
mâle, de la femelle, ou de la nourrice, et
la bouche du nourrisson, qui se mettent en
contact pour solliciter l'excrétion des fluides
nécessaires pour la conception et l'allaitement:
il est évident qu'on doit ranger ces organes
parmi les corps tactiles, puisqu'ils agissent
réciproquement les uns sur les autres, comme
excitants d'un tact spécial et comme appareil
de ce tact particulier que Buffon a regardé
comme un sixième sens.

Parmi les corps en relation normale avec
les appareils organiques, venant de l'intérieur,
les *hèmes* et le *neuron*, ont été considérés comme
inhérents à l'organisme, comme indispensables
à la vie, comme parties intégrantes de l'organisme animal; les autres sont tous des fluides
destinés à remplir des fonctions mécaniques,
ou chimiques, sous l'influence ou dans les
conditions vitales. Parmi ces fluides, comme

Résultats de l'indication des corps en relation venant de l'in-térieur.

nous l'avons déjà dit, deux (*orron synoon*),
sont *hémogènes* *; trois autres (*sperméon, oon,
galéon*), ont été dits *zoogènes*; enfin tous les
autres (*hygréons, muxéon, smegméon, choléon, sialéon, pancréon, dacryon*), sont encore
plus ou moins nutritifs, et plus ou moins
excrémentitiels. Il est facile de voir dans le
tableau, que nous avons rangé sous trois chefs
seulement, les fluides des appareils du *pérìcre*.
Le premier comprend les *divers hygréons;* le
deuxième renferme les divers *smegméons* et
muxéons; enfin dans le troisième sont rangés
tous les fluides glandulaires. Nous n'avons men-
tionné dans les résultats que ceux qui sont spécificatifs, ou dénominateurs de leurs appareils.

Il résulte de l'examen des sources des corps
en relation normale, spécificatifs ou dénominateurs des appareils organiques : 1.º que le
monde extérieur fournit les six déjà indiqués
(milieu ambiant, corps tactiles, lumière, son,
air, alimens); 2.º que deux appareils, l'un
fabricateur des *hèmes*, l'autre source principale du *neuron*, réparent, soit périodique-
ment, soit continuéllement, les pertes que
l'organisme subit sans cesse par l'effet de l'action

Résultats
l'examen des
sources des
corps en rela-
tion normale
avec les appa-
reils.

---

* (De ᾱἱμα sang, γείνωμαι j'engendre), nom commun donné à la sérosité, à la synovie et à la graisse,
qui, après avoir rempli des fonctions mécaniques, sont
absorbées et servent à renouveler le sang.

vitale; 3.º que huit organes sécréteurs (*poïètes*), sont la source des fluides glandulaires, dont l'excrétion se fait au moyen d'un appareil plus ou moins développé : et nous avons vu que les produits glandulaires sont le *dacryon , le sia-léon , le pancréon , le choléon , l'uréon , le sper-méon , l'oon et le galéon.*

Tels sont les résultats généraux de l'examen, 1.º des corps en relation normale avec les appareils, et 2.º des sources de ceux de ces corps dont les noms ont été employés comme dénominateurs des appareils.

Nous avons consigné dans la colonne verticale, à gauche du tableau, d'autres résultats, qui découlent naturellement de l'exposition succincte ou plutôt de l'indication des portions principales des nombreux appareils organiques, que nous avons rangés et classés dans un ordre qui nous paraît devoir jeter quelque jour sur l'étude de leurs affinités réciproques et de leur dépendance mutuelle.

Ces propositions que nous avons énoncées en traitant des portions principales, des appareils, ont été réunies, à dessein, dans cette colonne, pour exprimer les traits les plus saillants de leur structure et faciliter l'intelligence rapide de leur homologie et de leur hétérologie.

Les résultats précédents, placés dans la colonne verticale, n'ayant trait qu'à la structure

Résultats de l'indication des portions principales des appareils.

Résultats de l'examen des fonctions propres et réciproques des appareils.

des appareils, nous avons cru qu'il était nécessaire de placer au bas des colonnes, des
divers appareils de premier rang : 1.º l'indication de la fonction propre de chacun d'eux;
2.º celle de leurs fonctions réciproques, générales, communes et spéciales.

En résumant cette simple indication des
fonctions propres et des fonctions réciproques
des appareils, nous avons obtenu quatre résultats importants qui doivent fixer l'attention
du lecteur : 1.º sur les rapports de la structure des appareils avec la nature de leurs corps
en relation et avec l'action qu'ils doivent exercer ou subir; 2.º sur l'ordre suivi dans l'exposition des appareils, qui sont distingués
en généraux, en communs et en spéciaux; 3.º
sur la réduction des appareils à trois groupes
principaux, qui sont : ceux des *endéres*, des
ectères et des *entères;* 4.º enfin, sur la proposition renfermée dans la définition générale
des *polyhistes*. Nous avons dit en effet que
ces parties forment les appareils qui peuvent
être distribués en deux grands ensembles : or
le premier de ces deux grands ensembles est
évidemment un système de parties protégées,
enveloppées et vivifiantes; et le second, doit
être défini le système des parties protectrices,
enveloppantes et vivifiées.

Donc l'organisme animal qui, dans les
animaux supérieurs, résulte de la réunion de

ces deux grands ensembles, peut être réduit à deux grands systèmes, l'un enveloppé et vivificateur, l'autre enveloppant et vivifié.

Ces résultats importants démontrent évidemment que la distribution méthodique des appareils ou leur classification nouvelle que nous proposons, est non-seulement fondée sur les caractères anatomiques les plus importants, mais qu'elle repose encore sur les données les plus positives, tirées de leurs caractères physiologiques.

Corollaires. Voulant enfin concentrer la valeur de toutes les parties du tableau des *polyhistes*, dans un petit nombre de propositions, nous les présentons comme des corollaires, à l'aide desquels on peut reconnaître comment l'étude générale des parties *polyhistes*, conduit à celle de tout l'organisme animal. Ces corollaires signalent à l'attention du lecteur, les principes que nous avons suivis dans la recherche de la classification nouvelle des appareils et dans celle de la théorie générale de leurs portions soit principales soit secondaires. Nous terminons enfin, en nous étayant des vérités qui ont servi de base à notre travail, en exposant notre but, qui est de simplifier, par des procédés logiques, la démonstration de l'organisme animal et en prenant acte de l'impossibilité d'arriver à ce but essentiel, sans recourir à une nouvelle nomenclature anatomico-physiologique. Nous avons aussi indiqué notre manière de procéder dans la création des dénominations nouvelles. Nous avons dit enfin, que le but de la nouvelle nomenclature que nous proposons, est de fixer la valeur des vues nouvelles, disséminées dans des ouvrages philosophiques et réunies ici, pour tenter d'établir un système complet d'anatomie physiologique de l'homme, comparé à tous les animaux.

Si l'on considère attentivement le grand nombre et la valeur des caractères employés pour établir la classification des appareils et la théorie des parties polyhistes, on est naturellement porté à croire que cette partie de nos recherches servira peut-être un jour à établir une *méthode naturelle pour l'étude de l'organisme animal.* Mais avant de prétendre être arrivé à ce but si important des études scientifiques, nous ne devons point perdre de vue que si des systèmes plus ou moins ingénieux et propres à favoriser l'enseignement des sciences, peuvent être créés par un seul homme, il n'en est pas de même des méthodes naturelles qui exigent une étude plus profonde et une investigation plus sévère. Peut-être, en effet, la science de l'organisme animal n'est point encore assez avancée pour pouvoir statuer sur une question aussi ardue; aussi devons-nous suspendre notre jugement et rester encore dans le doute.

Ici nous devons faire remarquer que nous

avons cru devoir consacrer dans notre nomenclature une opinion ancienne, en admet-
tant la distinction des vaisseaux (*angs*) et des
nerfs en *synaxes* et en *asynaxes* ; nous pre-
nons acte pour le moment des recherches
de Lippi sur les vaisseaux lymphatiques, et
de celles de Vernière sur le système nerveux
ganglionnaire ; nous verrons que les travaux de
ces deux anatomistes ont pour résultat d'établir
la non existence des vaisseaux et des nerfs
asynaxes. Nous reviendrons sur ce sujet dans
les tableaux synoptiques de l'appareil vasculaire et du nervaire.

Pour prévenir les observations au sujet des
auteurs qui se sont occupés avant nous de
nomenclature anatomique, nous pensons qu'il
n'est pas inutile de constater que les recherches
des uns n'ont eu pour objet que l'anatomie
spéciale, et que les difficultés de la nomenclature des spécialités de cette science nous
paraissant jusqu'à ce jour insurmontables, nous
n'avons point osé aborder cette étude ; nous
ferons connaître, dans un temps opportun, les
moyens simples auxquels nous avons eu recours
pour tâcher d'obvier aux obstacles que des
anatomistes célèbres n'ont pu vaincre. Parmi
les écrits sur l'anatomie générale, nous ne
pouvons citer que le mémoire de Vincent Ma-
lacarne, que nous n'avons connu qu'après avoir
terminé notre travail. La nomenclature de cet

auteur ne ressemble nullement à celle que nous proposons; et on reconnaîtra facilement que nous ne lui avons rien emprunté.

Mais nous devons rendre hommage à la mémoire de l'illustre Vicq d'Azir dont les travaux nous ont paru avoir suffisamment disposé les esprits à la réforme du langage anatomique. Si nous avons osé tenter seul la révolution que réclame l'état actuel de la science, l'importance d'une entreprise aussi utile justifiera notre courage. Les écrits de Bordeu, de Haller, de Bichat, de Chaussier, * de Dumas, de Broussais, de Duméril, de Cuvier, Geoffroi S.ᵗ Hilaire, de Meckel, de Blainville, etc., renferment un grand nombre de vérités et d'aperçus philosophiques qu'il nous a suffi de rapprocher pour en faire jaillir des vues théoriques et quelques vérités nouvelles. C'est à la coordination de toutes ces vérités soit anciennes soit nouvelles, et non à des principes exclusifs que la médecine devra un jour le rang auquel elle doit s'élever parmi les sciences physiques et naturelles. C'est au moyen

* Les recherches auxquelles nous nous sommes livrés depuis quelques années et la pratique de l'enseignement nous ont permis d'apprécier les services éminents rendus à l'anatomie, à la physiologie, à toutes les branches de l'art de guérir par cet illustre professeur dont la perte récente excite vivement nos regrets.

de cette coordination qu'on pourra établir les bases de la méthode à suivre dans des études si longues et si pénibles. Le résultat le plus immédiat de la découverte de cette méthode nous semble devoir être la réforme d'un langage dont on avoue depuis long-temps les vices et la défectuosité. Le seul moyen de réussir dans cette grande entreprise, c'est de s'occuper d'abord de la réforme du langage anatomique actuel.

Nous ne devons point craindre d'affirmer qu'une nomenclature anatomico-physiologique en rapport avec les progrès de la science et généralement adoptée, doit nécessairement précéder la réforme du langage de la pathologie et de celui de la thérapeutique. Notre intention est de poursuivre nos recherches dans le but de mettre le langage et de l'anatomie et de la physiologie, en harmonie avec celui des autres sciences médicales, et de préparer ainsi les voies à un véritable perfectionnement du langage médical qui nous paraît devoir être lent et progressif.

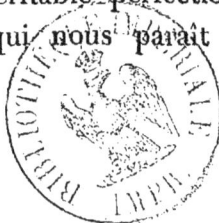

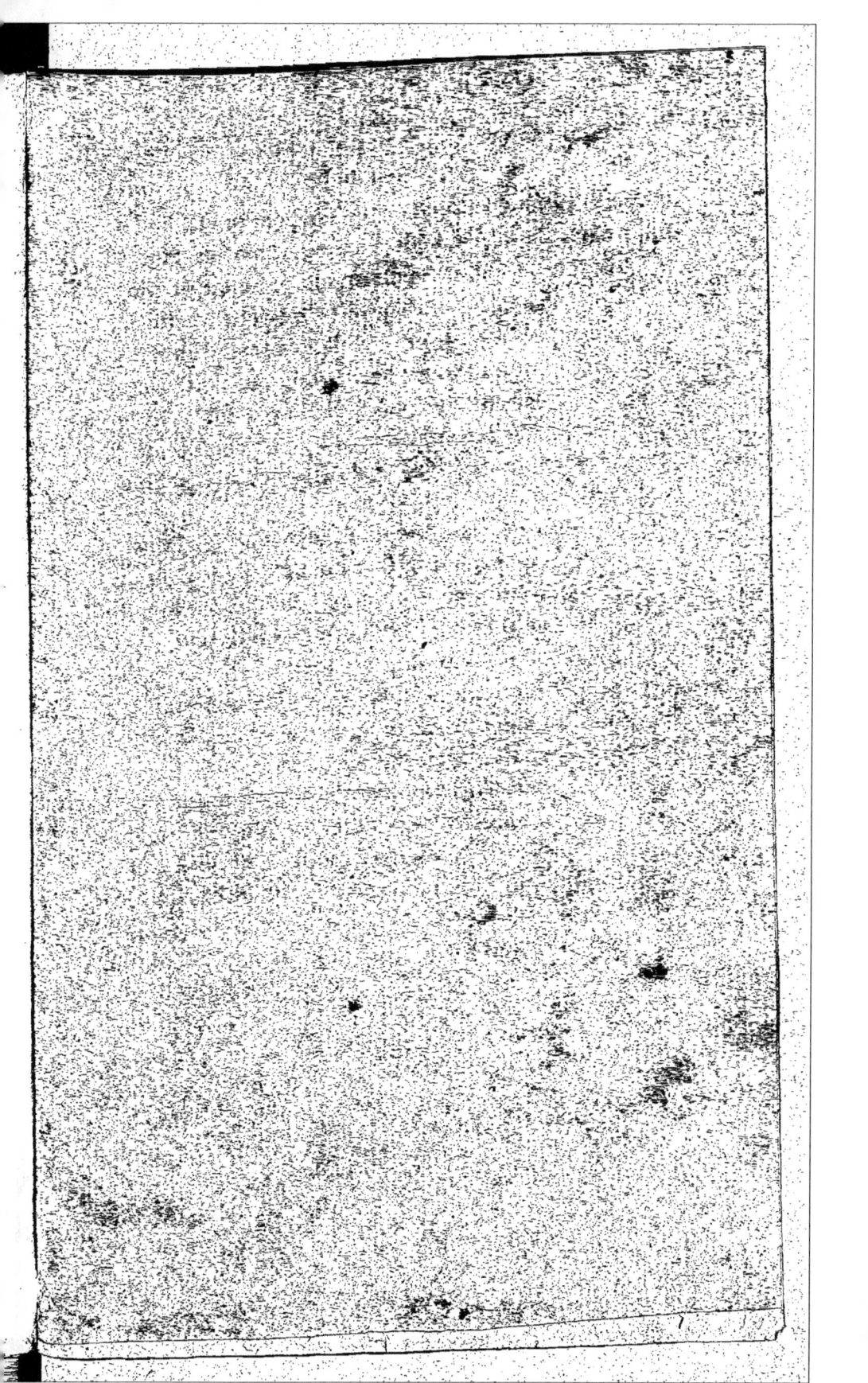

AVIS.

En attendant la publication des 3.e, 4.e et 5.e livraisons, et celle des 6.e et 7.e, nous donnons la 8.e et la 9.e livraisons qui renferment la théorie générale des appareils organiques.

Les sept premières livraisons forment le 1.er vol.

Sous presse 3.e, 4.e et 5.e livraisons.

Imprimerie de Duplessis Ollivault.

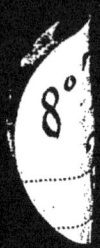

www.ingramcontent.com/pod-product-compliance
Lightning Source LLC
Chambersburg PA
CBHW072315210326
41519CB00057B/5079